D. Petzoldt   G. Gross (Hrsg.)

Diagnostik und Therapie sexuell übertragbarer Krankheiten

Springer

Berlin
Heidelberg
New York
Barcelona
Hongkong
London
Mailand
Paris
Singapur
Tokio

D. Petzoldt   G. Gross (Hrsg.)

Diagnostik und Therapie sexuell übertragbarer Krankheiten

Leitlinien 2001
der Deutschen STD-Gesellschaft

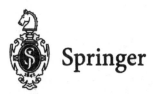

Springer

Professor Dr. med. Detlef Petzoldt
Universitäts-Hautklinik Heidelberg
Voßstr. 2
69115 Heidelberg

Professor Dr. med. Gerd Gross
Klinik und Poliklinik für Dermatologie und Venerologie
der Universität Rostock
Postfach 10 08 88
18055 Rostock

ISBN 3-540-67990-1 Springer-Verlag Berlin Heidelberg New York

Die Deutsche Bibliothek – CIP-Einheitsaufnahme
Diagnostik und Therapie sexuell übertragbarer Krankheiten: Leitlinien 2001 der Deut-
schen STD-Gesellschaft / Hrsg.: D. Petzoldt; G. Gross. – Berlin; Heidelberg; New York;
Barcelona; Hongkong; London; Mailand; Paris; Singapur; Tokio: Springer, 2001
  ISBN 3-540-67990-1

Springer-Verlag Berlin Heidelberg New York
ein Unternehmen der BertelsmannSpringer Science+Business Media GmbH

© Springer-Verlag Berlin Heidelberg 2001
Printed in Germany

Herstellung: PRO EDIT GmbH, Heidelberg
Satz: K+V Fotosatz GmbH, Beerfelden
Umschlaggestaltung: de'blik, Berlin

Gedruckt auf säurefreiem Papier   SPIN 10771239   22/3130/Di 5 4 3 2 1 0

Vorwort

Seit der Herausgabe der „Richtlinien 1992 zur Diagnostik und Therapie von sexuell übertragbaren Krankheiten" durch die Deutsche Gesellschaft zur Bekämpfung der Geschlechtskrankheiten e.V. sind 9 Jahre vergangen. Inzwischen hat sich die Gesellschaft in „Deutsche STD-Gesellschaft. Deutschsprachige Gesellschaft zur Prävention sexuell übertragbarer Krankheiten" umbenannt. Viele der 1992 gegebenen Empfehlungen entsprechen nicht mehr dem gegenwärtigen Stand der Erkenntnis. Neue Medikamente wurden entwickelt, Resistenzlagen haben sich verändert, sensiblere und spezifischere Testverfahren ersetzen alte.

Angesichts der großen Nachfrage, welche die „Richtlinien" in der Vergangenheit erfahren haben, entschloss sich die Deutsche STD-Gesellschaft zu einer Veröffentlichung der neuen „Leitlinien" über einen Verlag, um so den Erwerb über den Buchhandel zu ermöglichen. Der Dank der Herausgeber gilt dem Springer-Verlag, der sich der verlegerischen Aufgabe unterzog und den Leitlinien in der gewohnten Weise ein qualitativ hochwertiges Äußeres gegeben hat. Der Dank gilt insbesondere auch den Autoren, die sich der Mühe der Be- und Überarbeitung stets bereitwillig unterzogen haben.

Wiederum sind die „Leitlinien" nicht als Anweisungen im strengen Sinne, sondern als Ratschläge zu verstehen, die auch bei schematischer Befolgung voraussehbaren Schaden vermeiden helfen können.

Heidelberg, im November 2000

Prof. Dr. D. Petzoldt
(Vize-Präsident der
Deutschen STD-Gesellschaft)

Prof. Dr. G. Gross
(Präsident der Deutschen STD-Gesellschaft)

Inhaltsverzeichnis

Mitarbeiterverzeichnis

Prof. Dr. med. Norbert H. Brockmeyer
Klinik für Dermatologie und Allergologie
der Ruhr-Universität Bochum
Im St.-Josef-Hospital
Gudrunstr. 56, 44791 Bochum

Prof. Dr. med. Alfred Eichmann
Stadtspital Triemli Zürich
Hermann-Greulich-Str. 70, 8004 Zürich (Schweiz)

Prof. Dr. med. Gerd Gross
Klinik und Poliklinik für Dermatologie
und Venerologie der Universität Rostock
Postfach 100888, 18055 Rostock

Dr. med. Martin Hartmann
Universitäts-Hautklinik Heidelberg
Voßstr. 2, 69115 Heidelberg

Prof. Dr. med. Helmut Heise
Klinik und Poliklinik für Dermatologie
und Venerologie der Universität Rostock
Augustenstr. 80, 18055 Rostock

Prof. Dr. med. habil. Udo Hoyme
Klinik für Frauenheilkunde und Geburtshilfe
Postfach 595, 99012 Erfurt

Dr. sc. med. Wolfgang Kiehl
Robert-Koch-Institut
Nordufer 20, 13353 Berlin

Prof. Dr. med. Peter K. Kohl
Krankenhaus Neukölln
Abt. für Dermatologie und Venerologie
Rudower Str. 48, 12313 Berlin

Prof. Dr. med. Hans Christian Korting
Dermatologische Klinik und Poliklinik
der Ludwig-Maximilians-Universität München
Frauenlobstr. 9–11, 80337 München

Prof. Dr. med. Walter Krause
Dermatologische Klinik der Universität Marburg
Deutschhausstr. 9, 33037 Marburg

Dr. med. Bernhard H. Lenhard
Hautarzt
Poststr. 2, 69115 Heidelberg

Prof. Dr. med. Helmut Näher
Universitäts-Hautklinik Heidelberg
Voßstr. 2, 69115 Heidelberg

Prof. Dr. med. Detlef Petzoldt   ˙
Universitäts-Hautklinik Heidelberg
Voßstr. 2, 69115 Heidelberg

Univ.-Doz. Dr. med. Angelika Stary
Ambulatorium für Pilzinfektionen
Schlösselgasse 19, 1080 Wien (Österreich)

Prof. Dr. med. Hermann-J. Vogt
Dermatologische Klinik und Poliklinik
der Technischen Universität München
Biedersteiner Str. 29, 80802 München

Prof. Dr. med. Wolfgang Weidner
Urologische Klinik der Justus-Liebig-Universität Gießen
Klinikstr. 29, 35585 Gießen

Diagnostik und Therapie

KAPITEL 1

Bakterielle Vaginose

U. B. Hoyme

Synonyma

Neuerdings auch vaginale Bakteriose, in der Arzneimittelwerbung weiterhin Aminkolpitis.

Erreger

Die Festelegung auf eine Art ist nicht möglich, da es sich bei der Erkrankung um eine Dysbakteriose bzw. Dysbalance zwischen den auch bei der gesunden Frau in der Scheide vorkommenden Keimen mit quantitativer und qualitativer Zunahme der obligaten Anaerobier, von Mykoplasmen sowie des Leitkeimes Gardnerella vaginalis handelt.

Epidemiologie

Das Syndrom wird meist durch Geschlechtsverkehr ausgelöst und folgt dem Verteilungsmuster sexuell übertragbarer Erkrankungen, stellt aber keine sexuell übertragene Infektion dar. Dies bedeutet, dass die Erkrankung auch ohne vorangegangenen Sexualkontakt bzw. auch bei monogam lebenden lesbischen Frauen auftreten kann.

Diagnostik

Im typischen Fall klagt die Patientin über deutlich vermehrten fischig-übelriechenden vaginalen Ausfluss. Die Diagnose wird anhand der folgenden Kriterien gestellt:

- grau-weißer homogener Ausfluss
- Schlüsselzellen im Nativ-, Methylenblau- oder Grampräparat
- Amingeruch, insbesondere nach Provokation mit 10% KOH
- pH-Wert an der Scheidenwand gemessen >4,5.

Bei Vorliegen von Schlüsselzellen sowie mindestens zwei weiteren der genannten Charakteristika gilt die Diagnose als gestellt, der kulturelle Nachweis von Gardnerella vaginalis ist obsolet.

Therapie

Die antimikrobielle Behandlung zielt auf die Reduktion der Anaerobier, insbesondere mit Metronidazol (Dosierung: 1×2 g oder 2×2 g im Abstand von 48 h oder 2×500 mg/Tag für 7 Tage p. o.). Umfangreiche Untersuchungen berichten günstige Resultate, auch für die Schwangerschaft. Alternativ kommt in dieser Situation Clindamycin-Creme 2% i.vag. oder bei manifester Wehentätigkeit und Verdacht auf beginnendes Aminoinfektionssyndrom 4×600 mg/Tag i.v. in Betracht (Tabelle 1 und 2). Die asymptomatische Gardnerella vaginalis-Kolonisation stellt keine Behandlungsindikation dar! Sogenannte alternative Therapiemodalitäten, z. B. mit Joghurt oder Döderleinzubereitungen,

Tabelle 1. Empfohlene Behandlung der bakteriellen Vaginose

Präparat	Dosierung	Behandlungsdauer
Metronidazol	2×500 mg oral oder	7 Tage
	1×2 g oral oder	1 Tag
	2×2 g oral	Tag 1 und 3

Tabelle 2. Alternative Behandlung der bakteriellen Vaginose

Präparat	Dosierung	Behandlungsdauer
Clindamycincreme 2% oder	5 g intravaginal	7 Tage
Metronidazolgel 0,75%	5 g intravaginal	5 Tage

sind in wissenschaftlich einwandfreien Untersuchungen in der Therapie als weitgehend unwirksam gefunden worden. Ihr Stellenwert in der Prävention der mit einem erheblichen Rezidivrisiko belasteten bakteriellen Vaginose ist noch unzureichend untersucht. Eine Reduzierung der Frühgeburtlichkeit durch Anwendung von Laktobazillenzubereitungen bei entsprechender Indikation ist dagegen belegt. Für die Empfehlung einer auf direkte pH-Reduktion ausgerichteten Behandlung (Ascorbinsäure, Milchsäure) gibt es keine wissenschaftlich ausreichende Grundlage.

Behandlung des Sexualpartners

Die routinemäßige Mitbehandlung des Sexualpartners ist obsolet, wird aber im Einzelfall gehäufter Rezidivierung ohne entsprechende wissenschaftliche Absicherung von Experten empfohlen, ebenso die Kondomanwendung über mehrere Monate.

Literatur

Centers for Disease Control and Prevention (1998) Guidelines for treatment of sexually transmitted diseases. MMWR 47:70–74

Gardner HL, Dukes CD (1955) Haemophilus vaginalis vaginitis. A newly defined specific infection previously classified "non-specific vaginitis". Am J Obstet Gynecol 69:962–966

Hillier S, Krohn MA, Watts H, Wölner-Hanssen P, Eschenbach DA (1990) Microbiologic efficacy of intravaginal Clindamycin Cream for the treatment of bacterial vaginosis. Obstet Gynecol 76:407–413

Hoyme UB, van der Meijden WI (1995) Bakterielle Vaginose. Socio-medico Verlag, Gräfelfing

Hoyme UB, Grosch A, Roemer VM, Saling E (1998) Erste Resultate der Erfurter Frühgeburten-Vermeidungs-Aktion. Z Geburtsh Neonatol 202:247–250

Larsson PG (1992) Treatment of bacterial vaginosis. Int J STD AIDS 3:239–247

Spiegel CA (1994) Diagnosis of bacterial vaginosis. Bacterial Vaginosis. Report of the third international symposium on vaginitis/vaginosis. Clin Commun (Oxf.): 25–31

KAPITEL 2

Genitale Chlamydia-trachomatis-Infektionen

H. Näher

Erreger

Erreger sind Chlamydia trachomatis Serovar D-K. Chlamydien sind kokkoide, obligat intrazelluläre Bakterien, die sich in urogenitalen Epithelzellen vermehren und dort über längere Zeit persistieren können.

Epidemiologie

Die Häufigkeit urogenitaler Chlamydieninfektionen bei Frauen im sexuell aktiven Alter wird auf 2–4% geschätzt.

Risikofaktoren sind:

- Alter <25 Jahre,
- neue Sexualpartner,
- Gebrauch von Kontrazeptiva.

Krankheitsbilder

Im Zentrum der durch Chlamydia trachomatis verursachten Infektionen steht die Urethritis sowie die Zervizitis. Seltenere Infektionsorte sind Rektum und Konjunktiven.

Durch aufsteigende Infektion kann beim Mann von der Urethritis eine Begleitepididymitis ausgehen. Die Infektion der Prostata ist umstritten. Bei der Frau kann durch aufsteigende Infektion eine Endometritis und Salpingitis bzw. eine akute Beckenentzündung („pelvic inflammatory disease" = PID) entstehen. Durch hämatogene Streuung kann es zur Perihepatitis acuta kommen.

Bei perinataler Übertragung des Erregers kann sich beim Neugeborenen eine Einschlusskonjunktivitis und/oder die Neugeborenen-Pneumonie entwickeln.

Urethritis (nichtgonorrhoische Urethritis, postgonorrhoische Urethritis)

Nach einer Inkubationszeit von 7–21 Tagen treten urethraler Fluor und/oder Dysurie auf. Der Ausfluss ist wässrig, schleimig oder schleimig-eitrig und unterscheidet sich damit in aller Regel vom Ausfluss bei der Gonorrhö. Dicker, eitriger Ausfluss kann jedoch in seltenen Fällen auch bei einer Chlamydienurethritis bestehen. Die Dysurie ist weniger ausgeprägt als bei der Gonorrhö und besteht häufig nur aus einem milden Brennen während der Miktion. Grundsätzlich gibt es allerdings kein sicheres klinisches Kriterium, das die Unterscheidung einer durch Chlamydien- von einer nicht durch Chlamydien verursachter Urethritis ermöglicht. Der Nachweis polymorphkerniger Leukozyten (>4 pro Gesichtsfeld bei 1000facher Vergrößerung) im Urethralabstrich weist auf das Krankheitsbild hin. In einem Drittel der Fälle verläuft die Chlamydienurethritis völlig asymptomatisch. Der mikrobiologische Erregernachweis ist zur Diagnose in jedem Fall obligatorisch.

Zervizitis

Nach einer Inkubationszeit von 7–21 Tagen tritt ein gelblicher bis weißer, wässrig bis schleimiger Fluor auf, der in der Folge am Introitus durch Irritation zu Juckreiz und Brennen führen kann. Bei der gynäkologischen Untersuchung zeigt sich eine im Bereich der Portio entzündlich gerötete Zervix, die bei Berührung mit dem Abstrichtupfer zur Blutung neigt sowie gehäuft eine Ektopie aufweist. Typisch ist der gelbliche, mukopurulente zervikale Ausfluss, der sich in aller Regel vom mehr gelblichen und visköseren Ausfluss bei der Gonorrhö unterscheidet. Ebenso kann der zervikale Ausfluss farblos und wässrig sein oder fehlen. Aufgrund klinischer Kriterien kann eine Chlamydienzervizitis nicht von einer durch andere Erreger unterhaltenen Zervizitis unterschieden werden. Der Nachweis polymorphkerniger Leukozyten (>4 pro Gesichtsfeld bei 1000facher Vergrößerung) weist auf das Krankheitsbild hin. In bis zu 50% der Fälle verläuft die Infektion asymptomatisch. Der mikrobiologische Erregernachweis ist zur Diagnose in jedem Falle obligatorisch. Abdominelle Schmerzen, eine

Hypermenorrhö sowie Zwischenblutungen ebenso wie Fieber und eine beschleunigte BSG gehören nicht zum Bild der unkomplizierten Chlamydienzervizitis. Diese Symptome und Befunde weisen auf eine aufsteigende Infektion hin (vgl. Kap. 15).

Proktitis

Während bei Frauen dieses Krankheitsbild die Folge der Verschleppung des Erregers aus der Genitalregion sein kann, ist die Chlamydienproktitis beim Mann auf passiven Analverkehr zurückzuführen. Wie bei den urogenitalen Infektionen verläuft ein Großteil klinisch asymptomatisch. Klinisch manifeste Verläufe äußern sich in einer Entzündung des Anorektalbereichs mit Rötung, schleimig bisweilen auch eitrigem Ausfluss, der Ursache eines Analekzems sein kann, sowie leichten Schmerzen, die bei der Defäkation zunehmen. Bei der proktoskopischen Untersuchung zeigt sich ein Erythem der Schleimhaut mit Auflagerung oben genannten Sekrets. Kleine erosive Veränderungen sind möglich. Tiefere Ulzerationen gehören nicht zum Bild der Chlamydienproktitis. Der Nachweis von polymorphkernigen Leukozyten im Analabstrich weist auf das Krankheitsbild hin. Der mikrobiologische Erregernachweis ist zur Diagnose in jedem Falle obligatorisch.

Diagnostik

Methode der Wahl des Chlamydiennachweises sind die DNA-Amplifikationsverfahren Polymerase-Kettenreaktion (PCR, im Handel: Amplicor^{TM}) und Ligase-Kettenreaktion (LCR, im Handel: LCx^{TM}), die eine Sensitivität bis zu 100% besitzen. In geringer Zahl können falsch-negative Ergebnisse durch sog. Inhibitoren des Amplifikationsverfahrens auftreten. Diese werden im Amplicor^{TM} durch eine Amplifikationskontrolle angezeigt. Die Spezifität beider Verfahren liegt bei nahezu 100%. Als Untersuchungsmaterial ist beim Mann Erststrahlurin dem Urethralabstrich vorzuziehen und bei der Frau der zervikale Abstrich dem Urin. Urin eignet sich insbesondere für Screening-Untersuchungen an asymptomatischen Risikopersonen. Für die Untersuchung von Zervikal- und Urethralabstrichen wird ein spezielles Abstrichbesteck mit Transportmedium des jeweiligen Herstellers benötigt. Beim Versand der Abstrichproben bei Temperaturen von 2–30 °C innerhalb von

24 h oder tiefgekühlt ist keine Einschränkung der Nachweisrate zu erwarten. Für die Untersuchung von Urin sind mindestens 4 ml in üblichem Transportgefäß einzuschicken. Auch wenn zur Zeit eine Evaluierung noch nicht vorliegt, ist der Nachweis von Chlamydien aus Ejakulat und Konjunktivalsekret mit den DNA-Amplifikationsverfahren prinzipiell möglich. Dazu wird der Abstrichtupfer ins Ejakulat getaucht bzw. mit dem Abstrichtupfer Sekret und Epithelzellen von der Bindehaut abgestrichen und analog den Urethral- /Zervikalabstrichen weiterbearbeitet.

Genitale Chlamydieninfektion – optimale Diagnostik bei der Frau

- PCR/LCR vom Zervixabstrich
  - Sensitivität >80%
  - Spezifität >99%

Genitale Chlamydieninfektion – optimale Diagnostik beim Mann

- PCR/LCR vom Erststrahlurin
  - Sensitivität 75–100%
  - Spezifität >99%

Die Anzüchtung des Erregers in der Zellkultur (z.B. McCoy-Zellen) und die Identifizierung der Einschlüsse mit fluoreszeinmarkierten monoklonalen Antikörpern ist erheblich aufweniger und zeitraubender als der Nachweis mit der PCR oder der LCR. Bei einer Spezifität von nahezu 100% ist der Nachweis mit der Zellkultur auch bei optimalen Transport- und Verarbeitungsbedingungen der Abstriche (Aufnahme in Saccharosephosphat-Transportmedium, Lagerung bei 4°C 1 bis höchstens 2 Tage; Inokulation der Zellkultur innerhalb dieses Zeitraums oder Aufbewahrung bei –70°C) eindeutig weniger sensitiv (ca. 80%). Bei Abweichungen von diesen Bedingungen kommt es zu einer weiteren erheblichen Einbuße an Sensitivität.

Der Nachweis von Anti-Chlamydienantikörpern verschiedener Klassen mit Immunfluoreszenz-Test (IFT), Immunperoxidase-Test (IPA), Enzymimmunoassay (EIA) ist im Einzelfall ohne diagnostische Bedeutung. Die mit den genannten, kommerziell verfügbaren Verfahren gemessenen Antikörper sind z.T. nicht für C. trachomatis spezifisch,

d. h. sie können von Infektionen mit C. psittaci und/oder C. pneumoniae herrühren. Ein Titeranstieg von 4 Stufen deutet auf eine frische
Infektion hin. Bei hohen Titern muss eine aszendierende Infektion
angenommen werden. Die Bestimmung der Antikörper mit der Kom-
plement-Bindungs-Reaktion (KBR) ist nur bei Verdacht auf oder z. A.
eines Lymphogranuloma venereum (s. Kap. 13) sinnvoll.

Resistenzverhalten von Chlamydia trachomatis

Resistenzentwicklungen gegenüber Tetrazyklinen und Erythromycin
sind bisher nicht bekannt geworden.

Therapie

Therapie der unkomplizierten Chlamydieninfektion
Gegen Chlamydia trachomatis sind nur zellgängige Antibiotika wirksam. Bewährte Therapieverfahren s. Tabelle 1 und 2.

Tabelle 1. Empfohlene Behandlung der genitalen Chlamydieninfektion

Präparat	Dosierung	Behandlungsdauer
Doxycyclin oder	2×100 mg	7 Tage
Azithromycin	1000 mg	einmalig

Tabelle 2. Alternative Behandlung der genitalen Chlamydieninfektion

Präparat	Dosierung	Behandlungsdauer
Tetracyclin – HCl oder	4×500 mg	7 Tage
Erythromycin oder	2×500 mg	14 Tage
Erythromycin oder	4×500 mg	7 Tage
Ofloxacin	2×300 mg	7 Tage

Einen wesentlichen Fortschritt in der Therapie stellt die Einmalgabe von Azithromycin dar. Wenn die Resorption gesichert ist, besteht gegenüber den anderen Behandlungsschemata ein eindeutiger Vorteil im Hinblick auf die Compliance. Von den Erythromycinderivaten ist Erythromycinäthylsuccinat besonders gut verträglich. Bei gastrointestinaler Unverträglichkeit des Erythromycins kann die Tagesdosis auf 4×250 mg reduziert und die Therapie über 14 Tage fortgeführt werden. Auch andere antimikrobielle Chemotherapeutika wie Roxithromycin und Sulfonamide sind wirksam. Allerdings fehlen vergleichbar umfangreiche Erfahrungen. Mit 150 mg Roxithromycin 2-mal täglich über 10 Tage oder 800 mg Sulfamethoxazol 2-mal täglich über 10 Tage (als Bestandteil der Kombination mit dem gegen Chlamydien unwirksamen Trimethoprim) wurde erfolgreich behandelt. Der Erfolg der Therapie sollte durch eine mikrobiologische Untersuchung ca. 7–14 Tage nach dem Ende der Therapie (bei Azithromyzin 21–28 Tage nach der Einnahme) sichergestellt werden.

Durch die in Tabelle 1 und 2 angegebenen Therapieschemata werden Infektionen mit Ureaplasma urealyticum miterfasst.

Eine Doppelinfektion mit Treponema pallidum ist möglich. Die in Tabelle 1 und 2 angegebenen Therapieverfahren sind in der Lage, eine Syphilis in der frühesten Inkubationsphase zu sanieren. Trotzdem sollte aus Sicherheitsgründen stets vor der Behandlung und 6 Wochen danach eine serologische Untersuchung auf Syphilis durchgeführt werden.

Therapie der aufsteigenden Infektionen
Die Therapie der aufsteigenden Infektionen siehe Kapitel 15.

Therapie in der Schwangerschaft
Aufgrund der Kontraindikation für Tetrazykline erfolgt die Therapie mit Erythromycinäthylsuccinat in den oben genannten Dosen. Bei Allergie oder sonstiger Unverträglichkeit auf Erythromycin gibt es bisher keine ausreichend geprüfte Behandlungsalternative. Liegt keine Penizillinallergie vor, so ist ein Therapieversuch mit 500 mg Amoxicillin per os 3-mal täglich über 7 Tage möglich.

Behandlung des Sexualpartners
Wegen des hohen Infektionsrisikos und der Möglichkeit latenter Infektionen auf der einen Seite und der Möglichkeit falsch-negativer Un-

tersuchungsbefunde auf der anderen Seite sollten Sexualpartner sofort mitbehandelt werden. Diese Sicherheitsbehandlung sollte aber nur dann erfolgen, wenn der Partner nach Aufklärung einer solchen Behandlung zustimmt und sie der alternativen Möglichkeit wiederholter Kontrolluntersuchungen vorzieht.

Literatur

Center for disease control and prevention (CDC) (1998) Guidelines for Treatment of Sexually Transmitted Diseases. Morbidity and Mortality Weekly Report. MMWR 47/RR-1: 53–59

KAPITEL 3

Epididymitis

W. Weidner

Erreger

Die Entzündung von Nebenhoden und Samenstrang (Epididymitis und Deferentitis) entsteht meist aszendierend nach vorhergehender Urethritis bzw. bei bestehehnder Harnwegsinfektion. Nicht infektiöse Ursachen spielen eine untergeordnete Rolle (s. Übersicht).

Ätiologische Klassifikation der Epididymitis (mod. nach Berger 1984)

1   Nachweis von STD-Erregern
1.1 Neisseria gonorrhoeae
1.2 Chlamydia trachomatis
1.3 Andere
2   Andere infektiöse Ursachen
2.1 Urinogen-bakteriell (gramnegative Bakterien, Enterokokken)
2.2 Bei systemischer Infektion
3   Urinogen-chemisch
4   Traumatisch
5   Idiopathisch

STD Sexually transmitted diseases.

Neisseria gonorrhoeae und Chlamydia trachomatis sind die Erreger der akuten Epididymitis des jungen Mannes. Bei älteren Patienten (über 35–40 Jahre) sind Erreger von Harnwegsinfektionen wie Escherichia coli, Pseudomonas aeruginosa und Enterokokken am häufigsten.

Epidemiologie

Epidemiologische Daten zur Häufigkeit der Epididymitis sind in Deutschland nicht vorhanden. Es ist gesichert, dass die Epididymitis des jungen Mannes aszendierend nach vorhergehender Urethritis im Sinne einer sexuell übertragbaren Infektion entsteht. Für die Pathogenese der Epididymitis des älteren Patienten ist eine funktionelle bzw. obstruktive Blasenentleerungsstörung typisch. Die tuberkulöse Epididymitis entwickelt sich hämatogen bzw. seltener kanalikulär im Rahmen einer Urogenitaltuberkulose. Seltene Manifestationen treten auch im Rahmen einer hämatogenen Infektion bei Pneumokokken, Brucellen und Neisseria meningitidis Infektionen auf.

Akute Epididymitis

Leitsymptom der akuten Epididymitis ist die schmerzhafte Schwellung des Nebenhodens. In Einzelfällen ist der Nebenhoden nicht vom Hoden abgrenzbar (Epididymoorchitis). Üblicherweise beginnt die Nebenhodenentzündung im Nebenhodenschwanz, erst später wird der Nebenhodenkopf befallen. Die Haut über dem Nebenhoden ist gerötet. Die Schmerzen strahlen in die Leiste aus. Eine begleitende Hydrozele kann auftreten.

Häufig können die Symptome einer Urethritis mit Ausfluss bzw. einer Harnwegsinfektion nachgewiesen werden. Seltener treten fieberhafte Allgemeinsymptome auf.

Chronische Epididymitis

Leitsymptom der chronischen Epididymitis ist die anhaltende, teils schmerzhafte, teils schmerzlose Nebenhodenschwellung. Vor allem tuberkulöse Entzündungen treten schleichend auf und können die Nebenhoden über mehrere Tage hinweg in ganzer Ausdehnung befallen. Typisch sind häufig voneinander abgrenzbare, knotig veränderte Bezirke. Auch der Ductus deferens kann befallen sein (perlschnurartige Verdickung). Nach einer Epididymitis kann es in bis zu 15% der Fälle zu Restinfiltraten im Bereich des Nebenhodens kommen. Diese Veränderungen können in ihrer entzündlichen Natur (Restinfiltrate) bzw. von einer Narbe nur schwierig differenziert werden. Darüber hinaus kann eine Spermatozele entstehen.

Diagnostik

Bei der akuten Epididymitis führt die akute Symptomatik mit anschließender Inspektion und Palpation des Nebenhodens zur Diagnose. Eine Urethritis (Ausfluss, Hinweis über einen sexuellen Kontakt) bzw. anamnestische Hinweise auf einen verminderten Urinfluss bei beginnender Prostatahyperplasie oder neurogener Störung bieten ätiologische Hinweise. Es sollte immer eine skrotale Sonographie zum Nachweis einer Abszedierung durchgeführt werden. Bei akuter Epididymoorchitis wird eine (Farb-)Duplexsonographie zur Beurteilung der intratestikulären Durchblutung durchgeführt, da in Einzelfällen eine Infarzierung des Hodens auch bei schwerster Epididymoorchitis beschrieben ist und grundsätzlich eine „Samenstrangtorsion" als wichtigste Differentialdiagnoste bedacht werden muss.

Grundlage der Infektionsdiagnostik

Grundlage der ätiologisch orientierten Diagnostik und Therapie ist eine dem klinischen Bild und Alter angepassten Infektionsdiagnostik.

Besteht anamnestisch bzw. klinisch der Hinweis auf eine Urethritis und handelt es sich um einen jüngeren Patienten, ist der Nachweis sexuell übertragbarer Erreger wie Neisseria gonorrhoeae und Chlamydia trachomatis mit dem Nachweis des Erregers im Nebenhoden gleichzusetzen. Dagegen ist bei Patienten ohne Ausfluss der Nachweis einer Harnwegsinfektion entscheidend. Die folgende Übersicht gibt das klassische infektionsdiagnostische Schema bei akuter Epididymitis wieder.

Infektionsdiagnostik bei akuter Epididymitis

Mit Ausfluss/Urethritisanamnese:	*Urethralfluor:* Gram-Präparat
	Gonokokkendiagnostik (PCR, LCR)
	Chlamydia trachomatis (PCR, LCR)
	1. Urin: Leukozytennachweis, Bakterien, PCR, LCR, Chlamydia trachomatis
Ohne Ausfluss:	*Mittelstrahlurin*
	Sediment, Urinbakteriologie

Bei chronischer Epididymitis sollte neben dem Ausschluss einer Harnwegsinfektion grundsätzlich auch eine Tuberkelbakteriendiagnostik aus drei Morgenurinproben, Ejakulat bzw. Urin nach Prostatamassage angelegt weden.

In der akuten Phase ist eine bakteriologische Ejakulatanalyse bei akuter Epididymitis nicht indiziert, da eine starke Schmerzhaftigkeit bei der Ejakulation besteht und entzündliches Sekret aus dem Nebenhoden in andere Bereiche des Genitaltraktes verschleppt werden könnte.

Labordiagnostik

Die Bestimmung üblicher Entzündungsparameter im Blut (Leukozyten, BSG, CRP) gehört zur urologischen Routinediagnostik bei fieberhaften Urogenitalinfektionen.

Ejakulatanalyse

Frühestens nach 6 Wochen, besser nach 3 Monaten, sollte nach jeder Epididymitis eine Ejakulatanalyse nach WHO-Kriterien durchgeführt werden. Diese sollte um die Bestimmung üblicher Entzündungsparameter wie peroxidase positiver Leukozyten und Granulozytenelastase ergänzt werden.

Eine mikrobiologische Diagnostik des Ejakulats in der Phase der akuten Entzündung ist nicht sinnvoll. Ein verwertbarer Test zur serologischen Diagnose von urogenitalen Infektionen, insbesondere zur Beurteilung von urogenitalen Chlamydieninfektionen aus dem Ejakulat steht derzeit nicht zur Verfügung.

Therapie

Die Therapie der akuten Epididymitis ist primär antimikrobiell. Sie sollte immer initial nach Abnahme der für die mikrobiologischen Diagnostik notwendigen Proben einsetzen. Empfohlene Behandlung s. Tabelle 1.

Bei akuter Exazerbation und bei hohem Fieber wird auch der frühe Einsatz von Aminoglykosiden angeraten. Grundsätzlich sollte anhand des Erregernachweises bzw. des Antibiogramms bei gesicherter Harnwegsinfektion die Therapie spätestens nach 3 Tagen überprüft werden.

Tabelle 1. Empfohlene Behandlung bei Epididymitis

Präparat	Dosierung	Behandlungsdauer
Epididymitis durch N. gonorrhoeae		
Ceftriaxon	250 mg i.m.	einmalig
	oder	
Ciprofloxazin	500 mg oral	einmalig
	plus	
Doxycyclin	2×100 mg oral	14 Tage
Epididymitis durch C. trachomatis		
Doxycyclin	2×100 mg oral	14 Tage
Epididymitis durch enterische Bakterien		
Ciprofloxazin	2×500 mg und	14 Tage
Levofloxazin	2×250 mg oral	14 Tage

Aufgrund der In-Vitro-Wirksamkeit verschiedener Fluorochinolone gegen die ätiologisch denkbaren Mikroorganismen bei Epididymitis und der nachgewiesenen Bioverfügbarkeit dieser Substanzen wird die sofortige Gabe dieser Substanzen unabhängig von der Ätiologie propagiert. Bei einer derartigen initialen blinden Therapie muss jedoch darauf geachtet werden, dass auch eine Chlamydien-Wirksamkeit des gewählten Fluorochinolons vorhanden ist.

Aktive Maßnahmen sollten die Krankheitsdauer einer Epididymitis verkürzen. Dazu gehören die Infiltration des Samenstranges mit einem Lokalanästhetikum (Samenstrangblockade), physikalische Maßnahmen wie Hochlagerung des Skrotums und Eiswasserumschläge sowie eine antiphlogistisch-medikamentöse Therapie mit Kortikoiden und nicht-steroidalen Antiphlogistika. Die Wirkung derartiger Maßnahmen ist umstritten.

Bei jeglichem Verdacht einer urinogenen Unterhaltung der Entzündung durch Reflux von infiziertem und sterilem Urin in die Samenleiter ist eine suprapubische Harnableitung unabdingbar. Das gilt auch bei jeder Restharnbildung.

Die Indikation zur Epididymektomie ist bei allen chronischen Nebenhodenentzündungen gegeben, wenn diese unter konservativer Therapie nicht ausheilen. Leider führt bei anhaltender epididymaler Schmerzsymptomatik die Epididymektomie in den meisten Fällen nicht zum symptomatischen Erfolg.

Prognose

Eine beidseitige Epididymitis führt in vielen Fällen zur Infertilität.
Dabei werden folgende Mechanismen der Schädigung diskutiert:
- entzündliche Obstruktion der ableitenden Samenwege,
- Hodenparenchymschädigung im Sinne einer Orchitis,
- Beeinträchtigung der Spermatozoenausreifung,
- autoimmunologische Schädigung durch Spermatozoenantikörper.

Wichtigster Befund nach durchgemachter Epididymitis ist das Auftreten einer Oligo-Astheno-Teratozoospermie. Das Auftreten einer Verschlussazoospermie ist nur nach bilateraler Epididymitis denkbar. Bei jedem zweiten Patient mit einer bilateralen Epididymitis soll diese Komplikation auftreten. Neuere Untersuchungen nach initialer antibiotischer Therapie (s. oben) sprechen gegen das häufige Auftreten einer Verschlussazoospermie in der heutigen antibiotischen Ära.

Literatur

Berger RE (1984) Epididymitis. In: Holmes KK et al (eds) Sexually transmitted diseases. McGraw-Hill, New York, pp 650–662

KAPITEL 4

Epizoonosen

W. Krause

Phthiriasis pubis

Erreger

Die Filzlaus *(Phthirus pubis)* ist ein blutsaugendes Insekt, das meist an den Schamhaaren zu finden ist. Bei Männern mit starker Körperbehaarung ist eine Ausdehnung über die Schamhaare hinaus möglich. Die Übertragung von einem Menschen auf den anderen erfolgt durch direkten Kontakt befallener Stellen.

Die Eier der Läuse werden als Nissen von den Weibchen an die Haare angeklebt. Aus ihnen schlüpfen nach 7 Tagen die Larven, nach zwei weiteren Metamorphosen die erwachsenen Tiere (nach Mumcuoglu u. Rufli 1983).

Klinik

Es besteht intensiver Pruritus der befallenen Bereiche. Bei der Inspektion sieht man Kratzeffekte sowie frische und ältere Hämatome (Maculae coeruleae). Die Läuse selbst sind an den basalen Abschnitten der Haare, die Nissen (Eiablagen), meist an den Haarspitzen zu erkennen.

Diagnostik

Der Juckreiz im Pubesbereich und die Kratzspuren sowie die Maculae coeruleae sind sehr typisch. Läuse und Nissen sind oft mit bloßem Auge zu sehen, besser mit der Lupe oder dem Dermatoskop. In Zweifelsfällen hilft die mikroskopische Lupenvergrößerung.

Das Auftreten von Filzläusen ist ein Marker für andere STD (Imandeh 1993; Opaneye et al. 1993; Routh et al. 1994). Eine entsprechende Diagnostik sollte erfolgen.

Therapie

Phthiriasis pubis – Empfohlene Behandlung

0,5% Permethrinlösung 30 min einwirken lassen und dann gründlich ausspülen (z. B. Infectopedicullösung)
oder
Lindan-1%-shampoo, 4 min einwirken lassen und dann gründlich ausspülen (z. B. Quellada H Hexachlorocyclohexanshampoo®)
oder
Pyrethrine – Piperonylbutoxid – haltige Externa 10–30 min einwirken lassen und dann gründlich ausspülen (z. B. Lösung: Goldgeist forte®; Jacutin® N Spray)

Weiterhin stehen Externa zur Verfügung, die Crotamotin (Crotamitexgel, -lotio, -salbe) oder Mesulfen (Citemul S) enthalten. Zur Anwendung gelangen auch Präparate mit Malathion. Auch eine 6 bis 10%ige Sulfur-praecipitatumzubereitung hat eine gewisse antiparasitäre Wirkung (Tabelle 1).

In Schwangerschaft, Stillzeit und Säuglingsperiode können permethrinhaltige Externa angewendet werden, allerdings liegen ausreichende Erfahrungen noch nicht vor.

Scabies

Erreger

Nur die 0,3–0,5 mm große weibliche Milbe *Sarcoptes scabiei* bohrt sich Gänge parallel zur Hautoberfläche in das Stratum corneum. Sie legt dort Eier, aus denen nach 3–5 Tagen die Larven schlüpfen, die sich in knapp 3 Wochen zu geschlechtsreifen Milben umwandeln. Die Weibchen werden auf der Hautoberfläche von den Männchen befruchtet. Die Ausscheidungen der Milben verursachen den Juckreiz. Nach

Tabelle 1. In Deutschland erhältliche antiparasitäre Pharmaka

Wirkstoff	Präparat
Benzylbenzoat	Acarosan-Schaum
	Acarosan-Feuchtpulver
	Antiskabiosum-Emulsion für Kinder 10%
	Antiskabiosum-Emulsion für Erwachsene 25%
	Citemul S-Salbe
Crotamiton	Crotamitex-Salbe
	Crotamitex-Gel
	Crotamitex-Lotion
Lindan[a]	Delitex-Shampoo
	Delitex-Puder
	Jacutin-Emulsion
	Jacutin-Gel Quellada H-Shampoo
Malathion Mesulfen	Organoderm
Pyrethroide	Goldgeist fort
	Jacutin N-Spray
	Quellada P-Shampoo
	Spregal-Spray

[a] Hexachlorocyclohexan

Resorption verschiedener Skabiesantigene ensteht im Rahmen einer Immunreaktion das ekzemartige Bild, das den ganzen Körper erfassen kann (nach Mumcuoglu u. Rufli 1983).

Übertragung

Die Übertragung erfolgt bei engem Kontakt von Mensch zu Mensch; selten sind indirekte Übertragungen (gemeinsam benutzte Bettwäsche) möglich. Kontakte mit Tieren spielen keine Rolle, da *Sarcoptes scabiei* nur den Menschen als Wirt kennt. Die Inkubationszeit beträgt rund 4 Wochen.

Klinik

Charakterisische Lokalisationen der Milbengänge sind: Interdigitalräume, Handgelenke, Penis und große Labien, Perimamillär- und Periumbilikalregion. Am Ende der 2–4 mm langen Milbengänge sind die weiblichen Milben zu finden. Das ganze Integument kann ein stark juckendes Exanthem aufweisen. Bei Immundefizienz beherrschen großflächige Erytheme mit aufgelagerten Schuppen- oder Schuppenkrusten das klinische Bild (Scabies norvegica).

Diagnostik

Das klinische Bild (abendlicher Juckreiz, Lokalisation der Milbengänge) ist typisch. Beweisend ist der Nachweis der Milbe oder der „Skybala" (Ausscheidungen der Milbe in den Gängen). Mit dem Dermatoskop kann die Milbe am Ende der ca. 2–4 mm langen Milbengänge erkannt werden. Durch vorsichtiges Eröffnen mit einer Kanüle oder Lanzette, mit Hilfe von Tesafilmabrissen oder durch vorsichtige Curettage kann man Milben bzw. Skybala auf einem Objektträger bei Lupenvergrößerung gut erkennen.

Therapie

Scabies – Empfohlene Behandlung

Permethrincreme – 5% bei Erwachsenen und 2,5% bei Kindern – am besten abends auftragen und am nächsten Morgen abbaden
oder
Alltethrin/Piperonylbutoxid am besten abends auftragen und 12 h einwirken lassen, danach gründlich abwaschen (z. B. Spregal)
oder
Hexachlorcyclohexan an 3 aufeinanderfolgenden Abenden auftragen und jeweils am nächsten Morgen abwaschen (z. B. Jacutin-Emulsion).

Rezepturbeispiel für Pemethrincreme 5%:
- Rp.: Permethrin 25% Rk InfectoPharm 20,0 Ungt. emulsific aquos. Ad. 100,0
- M.f. ungt.

Für Kinder ist eine 2,5%ige Permethrincreme zu verwenden.

In Schwangerschaft, Stillzeit und Säuglingsperiode kann Permethrin angewendet werden, allerdings liegen ausreichende Erfahrungen noch nicht vor.

Scabies – Alternative Behandlung

Benzoylbenzoat an 3 aufeinanderfolgenden Tagen auftragen und am 4. Tag gründlich abwaschen (z.B. Antiscabiosum 25% für Erwachsene und antiscabiosum 10% für Kinder)
oder
Crotamiton mehrmals täglich an 3–5 aufeinanderfolgenden Tagen auftragen und täglich mit Wasser entfernen (z.B. Crotamitex-gel, -lotio, -salbe)
oder
orale Einzeitbehandlung mit Ivermectin in einer Dosis von 200 µg/kg. Ivermectin ist in der Indikation „Scabies" noch nicht zugelassen und deshalb nur im Rahmen eines individuellen Behandlungsversuchs anzuwenden. Ausreichende Studienergebnisse über Wirkungen und Nebenwirkungen liegen noch nicht vor.

Wirksam sind auch die Substanzen Malathion (z.B. Organoderm), Melsufen (z.B. Citemul S Salbe) sowie 6% Sulfur – präcipitatum – haltige Zubereitungen. Letztere sollten an 3 aufeinanderfolgenden Nächten angewendet werden.

Weitere Therapiemaßnahmen
Wäsche und andere Textilien sollten heiß gewaschen bzw. gereinigt oder in Anbetracht der, bei fehlendem Körperkontakt nur 3tägigen Überlebenszeit der Milben 3 Tage nicht getragen werden.

Auch Scabies kann ein Hinweis auf die Infektion mit anderen STD sein. Allerdings sind, im Gegensatz zu Phthiriasis pubis, sozioökonomische Faktoren als Risikofaktoren bedeutsamer als die sexuelle Aktivität (Hart 1992).

Literatur

Hart G (1992) Factors associated with pediculosis pubis and scabies. Genitourin Med 68(5):294–295

Imandeh NG (1993) Prevalence of Pthirus pubis (Anoplura: Pediculidae) among sex workers in urban Jos, Nigeria. Appl Parasitol 34(4):275–277

Mumcuoglu Y, Rufli T (1983) Dermatologische Entomologie. Beiträge zur Dermatologie, Bd. 9. perimed, Erlangen

Opaneye AA, Jayaweera DT, Walzman M, Wade AA (1993) Pediculosis pubis: a surrogate marker for sexually transmitted diseases. J Roy Soc Health 113(1):6–7

Routh HB, Mirensky YM, Parish LC, Witkowski JA (1994) Ectoparasites as sexually transmitted diseases. Semin Dermatol 13(4):243–247

KAPITEL 5

Genitale Ulzerationen

H. C. Korting

Dem mit sexuell übertragenen Erkrankungen in besonderer Weise befassten Arzt werden häufig genitale Ulzerationen vorgestellt. Ihr komplexes Management muss ihm von daher wohlvertraut sein. In Analogie zum sog. Urethritis-Syndrom beim Mann hat man den Begriff Genitalulkus-Syndrom geschaffen. Hierunter sind im engeren Sinne genitale Ulzera zu verstehen, die sexuell übertragene Erkrankungen repräsentieren. Grundsätzlich können im Bereich des männlichen wie weiblichen Genitale aber auch Ulzerationen auftreten, die nichts mit einem im sexuellen Rahmen übertragenen Pathogen zu tun haben.

Definitionen

Bei einem Ulkus handelt es sich im Sinne der Effloreszenzenlehre um einen umschriebenen, bis in das Bindegewebe reichenden Gewebsdefekt mit schlechter Heilungstendenz. Die Effloreszenz kann in Ein- wie Mehrzahl auftreten, im letzteren Falle spricht man von Ulzera. Von mancher Seite wird versucht, zwischen Ulzera und Ulzerationen zu differenzieren, im Falle der Einführung dieses Begriffspaares werden Ulzera als tiefer reichende Veränderungen verstanden, Ulzerationen als oberflächlichere, nicht selten mit flächenhafter Ausdehnung. Insbesondere dann kann im Einzelfall die Unterscheidung von einer Erosion schwierig sein. Bei einer Erosion handelt es sich um einen umschriebenen Verlust epithelialen Gewebes entweder durch mechanische Einwirkung (Schürfung, Kratzen) oder sekundäre Umwandlung der Primäreffloreszenzen Bläschen, Blase bzw. Pustel. Unter genitalen Ulzera sind im weiteren Sinne alle Ulzera zu verstehen, die im Genitalbereich auftreten. Zur Ätiopathogenese ist damit noch nichts ausgesagt. Dies ist aber der Fall bei dem Begriff Genitalulkus-Syndrom, das als Syndrom definiert ist, das sich auszeichnet durch genitale Ulzerationen, die auf im Rahmen von Sexualkontakten übertragene Pathogene zurückgehen.

Orientierende Einordnung

Bei der klinischen Beurteilung eines genitalen Ulkus müssen zunächst im Rahmen von Erhebung der Anamnese und klinischer Inspektion sowie Palpation genitale Ulzera als Ausdruck sexuell übertragener Erkrankungen von Ulzera im Rahmen sonstiger dermatovenerologischer Erkrankungen differenziert werden. In diesem Zusammenhang kann es sehr hilfreich sein, durch Inspektion des gesamten Integuments Aufschluss über weitere Hautveränderungen zu erlangen. Diese sprechen in der Mehrzahl der Fälle für das Vorliegen einer nicht sexuell übertragenen Erkrankung.

Tabelle 1 zeigt das Spektrum von Erkrankungen, die sich im Genitalbereich unter dem Bilde von Ulzera bzw. Erosionen ausprägen können, aber nicht als sexuell übertragbar gelten. Hierbei ist grundsätzlich zwischen entzündlichen und tumorösen Erkrankungen zu unterscheiden, bei den entzündlichen wiederum vermutlich direkt infektiös oder vermutlich nicht direkt infektiös bedingte.

Das Spektrum sexuell übertragbarer Erkrankungen mit Ausbildung genitaler Ulzera ist zusammen mit Hinweisen zu Inkubationszeiten und Einzelheiten des klinischen Bildes in Tabelle 2 niedergelegt. Auch

Tabelle 1. Nicht sexuell übertragene dermatovenerologische Erkrankungen mit genitalen Ulzerationen bzw. Erosionen

Entzündlich		Tumorös
Vermutlich direkt infektiös	Vermutlich nicht direkt infektiös	
– Schankriforme Pyodermie – Ekthyma	– Ulcus vulvae acutum – Morbus Behçet – Pyoderma gangraenosum – Vasculitis allergica – Dequalinium-Nekrose (Lichen ruber, Lichen sclerosus)	– Spinozelluläres Karzinom – Basaliom

Tabelle 2. Anamnestische und klinische Charakteristika wichtiger, mit genitalen Ulzera einhergehender, sexuell übertragener Erkrankungen

Sexuell übertragene Erkrankung	Inkubationsdauer	Meist solitär/multipel	Primäreffloreszenz	Ausprägung des Ulkus	Eigenschaften der Lymphknoten und Schmerzen
Herpes simplex	2–7 Tage	Solitär	Bläschen, gruppiert	Oberflächliches Ulkus mit erythematösem Randsaum	Unter Umständen schon spontan schmerzhaft, weich
Syphilis	14–21 Tage	Solitär	Papel bzw. Knötchen	Horizontal, überwiegend oberflächliches scharf begrenztes Ulkus mit derbem Randwall	Auch auf Druck nicht dolent, derb
Ulcus molle	3–5 Tage	Multipel	Papel/Knötchen bzw. Papulopustel	Eher oberflächliches Ulkus mit weichem Randwall, erythematös, unterminiert	Unter Umständen spontan schmerzhaft, weich
Lymphogranuloma inguinale	7 Tage bis Wochen	Multipel	Papel/Knötchen oder Pustel	Oberflächliches scharf begrenztes Ulkus von normaler Konsistenz	Derb, druckschmerzhaft
Granuloma venereum	1–4 Wochen		Knötchen	Eher erhabenes Ulkus mit aufgeworfenem Rand und Induration	Kein eigentlicher eindeutiger Lymphknotenbefall

wenn sich eine endgültige Diagnose hierauf nicht allein gründen lässt, geben Anamnese und klinischer Befund doch in vielen Fällen wegweisende Informationen.

Häufigkeit der verschiedenen mit Ulzera einhergehenden sexuell übertragenen Erkrankungen

In die weitere differentialdiagnostische Bewertung muss insbesondere auch die Häufigkeit der verschiedenen in Rede stehenden Erkrankungen an einem gegebenen Ort zum Zeitpunkt der Untersuchung Berücksichtigung finden. Auch der soziale Status kann eine Rolle spielen. So ist z.B. bei niedrigem sozioökonomischem Status der betreuten Patienten insbesondere mit einer größeren Häufigkeit des Ulcus molle zu rechnen.

Weitergehende Diagnostik

Hier ist zwischen Schnelldiagnostik und definitiver Diagnostik zu unterscheiden.

Schnelldiagnostik
Die Schnelldiagnostik richtet sich insbesondere auf Bestätigung bzw. vorläufigen Ausschluss einer Syphilis. Die Sofortdiagnostik auf Syphilis umfasst eine erregerorientierte und eine serologische Methode: Zum einen wird Reizsekret gewonnen und dunkelfeldmikroskopisch auf Anwesenheit charakteristischer Spirillen untersucht, zum anderen mittels eines speziell beschichteten Trägersystems („rapid card reagin test") auf Anwesenheit von Lipoidantikörpern. Bei positivem Ausfall des Dunkelfeldpräparates ist das Vorliegen einer Syphilis hinreichend wahrscheinlich, um eine Therapie einzuleiten. Wird anamnestisch keine Syphilis in der früheren Vorgeschichte gefunden, kann die Diagnose durch positiven Ausfall des serologischen Schnelltests weiter abgesichert werden. Ein negativer Ausfall spricht aber zu einem frühen Zeitpunkt der Krankheitsentwicklung nicht gegen das Vorliegen einer Syphilis I. Der Nachweis eines syphilitischen Ulkus schließt weitere für das Ulkus pathogenetisch relevante Erreger nicht aus. Insbesondere ist an das Ulcus mixtum zu denken, also eine Ko-Infektion von

Treponema pallidum, subspecies pallidum und Haemophilus ducreyi. In letzter Zeit wird das Ulcus mixtum insbesondere auch im Zusammenhang mit einer HIV-Infektion gesehen und kann dann ungewöhnliche Ausdehnung annehmen.

Grundsätzlich ist auch an eine Untersuchung von Nativmaterial auf Anwesenheit von Herpes-simplex-Virus mittels fluoreszenzmarkierter monoklonaler Antikörper möglich. Unter Aufwand-Nutzen-Gesichtspunkten wird dieser Test aber in der Regel nicht zeitnah durchgeführt.

Definitive Diagnostik

Die definitive Diagnostik von Infektionskrankheiten schließt im Regelfall den Versuch ein, den Krankheitserreger durch Kultur nachzuweisen. Dies ist bis heute bei Syphilis nicht möglich. Eine weitergehende Bestätigung der Diagnose, durch serologische Verfahren, insbesondere die sog. Bestätigungsreaktionen, kommt aber in Betracht und ist anzustreben. Bei Erstmanifestation einer Syphilis I können die Befunde freilich negativ sein. In jedem Falle ist eine serologische Kontrolle auf Syphilis nach drei Monaten angezeigt. Generell wird bei genitaler Ulzeration heute auch empfehlenswert sein, Antikörper gegen HIV zu detektieren.

Die kulturelle Diagnostik zielt insbesondere auf den Nachweis der Erreger des Ulcus molle sowie des Lymphogranuloma inguinale. Um einer hohen Nachweiswahrscheinlichkeit willen empfiehlt sich bei Verdacht auf Ulcus molle der Einsatz zweier geeigneter Medien. Chlamydia trachomatis kann durch Amplifikationsmethoden oder in der McCoy-Zellkultur nachgewiesen werden. Angemerkt sei, dass das früher empfohlene gefärbte Präparat von Nativmaterial aus dem Ulkus im Zusammenhang mit der Haemophilus-ducreyi-Diagnostik heute nicht mehr als sinnvoll aufgefasst wird, da Sensitivität und Spezifität der Methode zu niedrig sind, um unter Aufwand-Nutzen-Gesichtspunkten ein derartiges Vorgehen noch zu rechtfertigen. Herpes-simplex-Virus lässt sich ebenfalls in der Zellkultur anzüchten. Zusätzlich oder alternativ kommt der Nachweis mittels fluoreszenzmarkierter monoklonaler Antikörper im mikroskopischen Präparat in Betracht, des Weiteren die noch nicht kommerziell umgesetzte Untersuchung mittels Polymerasekettenreaktion. Unter technologischen Gesichtspunkten eignet sich die Polymerasekettenreaktion grundsätzlich auch für einen Schnelltest, in der Praxis wird das Material aber in der Regel erst einige Zeit asserviert werden, bis mehrere Proben gleichzeitig analysiert werden können.

Literatur

1. Abeck D, Eckert F, Korting HC (1992) Atypical presentation of co-existent Haemophilus ducreyi and Treponema pallidum infection in an HIV-positive male. Acta Derm Venereol (Stockh) 72:37–38
2. Ballard RC, Abeck D, Korting HC, Dangor Y, Braun-Falco O (1989) Morphologische Varianten des durch Haemophilus ducreyi bedingten Genitalulkus. Hautarzt 40:443–447
3. Gschnait F (1990) Genitale Ulcera. In: Gschnait F, Korting HC, Stary A (Hrsg) Sexuell übertragbare Erkrankungen. Springer, Wien New York, S 277–281
4. Sturm AW, Stolting GJ, Cormane RH, Zanen HC (1987) Clinical and microbiological examination of 46 episodes of genital ulceration. Genitourin Med 63:98–101

KAPITEL 6

Gonorrhö

H. Heise

Erreger

Der Erreger ist Neisseria gonorrhoeae, ein gramnegativer Diplococcus, der sich auf Spezialnährböden unter CO_2-angereicherter Bedingung gut züchten lässt. Der Erreger ist oxydasepositiv und Dextrose vergärend.

Epidemiologie

Die Gonorrhö hat in den entwickelten Industriestaaten seit der Mitte der 80er Jahre drastisch abgenommen. Infolge des vermehrten Kondomgebrauchs und der häufigen antibiotischen Behandlung aus anderen Gründen werden nur Einzelfälle beobachtet.

Klinik

Die Inkubationszeit beträgt 2–7 Tage. Danach kommt es zu einer Urethritis und/oder Zervizitis. Leitsymptome sind urethraler Fluor und/oder Dysurie bzw. zervikaler Fluor (nur bei Mädchen vor der Pubertät auch vaginale Besiedlung). Ein asymptomatischer und überdeckter Verlauf ist insbesondere bei Frauen häufig (Tabelle 1; CDC 1998). Die Infektion des Rektums ist häufiger als angenommen. Seltenere Infektionsorte sind Pharynx und Konjunktiven. Beim Manne besteht häufig eine gleichzeitige Balanoposthitis.

Durch aufsteigende Infektion treten Prostatitis, Deferentitis und Epididymitis bzw. bei der Frau Salpingitis (Adnexitis) und akute Peritonitis („pelvic inflammatory disease"/PID) auf. Eine seltene hämato-

Tabelle 1. Gonorrhö – Häufigkeit der asymptomatischen Infektionen

Infektion	Häufigkeit [%]
Urethrale Infektion des Mannes	< 20
Urethrale/zervikale Infektion der Frau	> 50
Rektale Infektionen	85
Pharyngeale Infektionen	90

Tabelle 2. Gonorrhö – Sensitivität der Gramfärbung

		[%]
Bei Männern	Symptomatisch	90–95
	asymptomatisch	56–75
Bei Frauen	Endozervikal	37–56
	urethral	20

gene Streuung führt zur disseminierten Gonokokkeninfektion (benigne Gonokokkensepsis) mit Arthritis, Tendovaginitis, Perihepatitis gonorrhoica, disseminierten vaskulitisähnlichen Hautläsionen und intermittierendem Fieber, u. U. in seltenen Fällen auch mit Endokarditis und Meningitis.

Diagnostik

Mikroskopischer Nachweis

Als orientierende Untersuchung erfolgt der Erregernachweis im gefärbten Ausstrichpräparat. Mit Hilfe der Methylenblau- oder Gramfärbung lassen sich extra- und/bzw. intrazellulär in polymorphkernigen Leukozyten gelagerte gramnegative Diplokokken nachweisen. Eine eindeutige Klassifzierung als Neisseria genorrhoeae ist damit jedoch nicht möglich. Falsch-negative Befunde sind häufig (Tabelle 2).

Kultureller Nachweis

Die Anzüchtung erfolgt auf Selektiv-/Elektivnährböden, die speziell für die Gonokokkenzucht angeboten werden bei 37 °C und CO_2-angereicherter Atmosphäre (5–10%). Nach 24–36 h haben sich kleine glatte, transparente oder opake Kolonien gebildet, die sich nach Betupfen

mit 1%igem Dimethylparaphenylendiamin durch Oxidation schwärz-
lich färben (positive Peroxidasereaktion). Die weitere Spezifizierung
muss mit dem Zuckervergärungstest (Neisseria genorrhoeae verwertet
nur Dextrose) oder durch spezielle immunologische Differenzierung,
z. B. mit dem Koagulations-Test (Phadebact), erfolgen.

Da die Erreger meist gegen Austrocknung und Abkühlung sehr
empfindlich sind, empfiehlt sich die direkte Beimpfung der vor-
gewärmten Kulturmedien. Handelsüblich gibt es auch Transgrow-Me-
dien, bei denen die erforderliche CO_2-Anreicherung durch die Zugabe
von Tabletten erreicht wird, die im feuchten Milieu CO_2 abspalten.
Die Benutzung von konservierenden Transportmedien (z. B. Stuart-
Medium) empfiehlt sich nicht, da insbesondere nach länger als
6-stündigem Transport mit erheblichen Einbußen der Anzuchtraten
zu rechnen ist (Flegel et al. 1982).

Immunologischer Direktnachweis

Ein immunologischer Direktnachweis ist im Abstrichmaterial mittels
fluoreszierender Antikörper oder Enzymimmunoassay möglich, jedoch sollte wegen einer evtl. notwendigen Antibiotikatestung und aus
forensischen Gründen die Anzüchtung des Erregers dem Antigen-
nachweis vorgezogen werden.

Als serologische Untersuchung kommt meist nur die KBR zur Anwendung, die aber allenfalls einen Hinweis bei einer disseminierten
Gonokokkeninfektion geben kann. Die Methode gestattet nur die Aus-
sage, dass sich der Organismus mit dem Erreger auseinandergesetzt
hat. Die Diagnostik einer akuten Infektion ist nicht möglich, lediglich
Titerverläufe erweitern die Aussagemöglichkeit.

Mit speziellen Untersuchungen sind heute nähere Typisierungen
der Gonokokken möglich. Dazu gehört die Auxotypisierung (Bestimmung der für die einzelnen Stämme notwendigen essentiellen Baustei-
ne, z. B. Aminosäuren) und die Serotypisierung mit monoklonalen
Antikörpern gegen Proteine der äußeren Bakterienmembran. Diese
Methoden eignen sich für spezielle epidemiologische und therapeuti-
sche (Antibiotika-Resistenz-)Fragen (Kohl et al. 1993).

Resistenzverhalten

Die weltweit verbreiteten Erreger zeigen in größeren Regionalbere-
chen ein unterschiedliches und wechselndes Resistenzverhalten. Neben
der plasmidgebundenen Penizillinresistenz gibt es auch chromosomale

Resistenzen gegenüber anderen Antibiotika und Chemotherapeutika. So wurden bei Prostituierten in Indonesien (Joesoef et al. 1994) Neisseria genorrhoeae gefunden, die zu 89% penizillinasebildend, zu jeweils 98% aber auch resistent gegenüber Tetrazyklin und Spectinomycin waren, während sie auf Cephalosporine und Fluorochinolone gut ansprachen. Zur gleichen Zeit fanden sich in Hawaii zu 24% und auch in den USA (CDC 1998) verminderte Ansprechraten auf Chinolone. So wird die Therapie immer den regionalen Gegebenheiten des Infektionsortes angepasst sein müssen. Ohnehin ist zu berücksichtigen, dass z.B. pharyngeale Infektionen schwieriger zu behandeln sind als urethrale und zervikale (CDC 1998; Moran 1995). Es bedarf also der regelmäßigen Analyse des Resistenzverhaltens im Einzugsbereich.

Therapie der unkomplizierten Gonorrhö

Wegen der kontrollierbaren Therapiesicherheit werden intramuskuläre Injektionsbehandlungen der peroralen Therapie vorgezogen, wobei allerdings ökonomische Belange zu berücksichtigen sind, da die intramuskuläre Injektion wesentlich teurer als die perorale Behandlung wird. Auch komplizierte Kombinationstherapien (z.B. in Kombination mit Probenecid) werden häufig vom Patienten nicht exakt durchgeführt. Die meist schlechte Compliance erfordert eine ausreichende Therapie durch Einmalbehandlung. Eine Auswahl bewährter Therapieverfahren für den mitteleuropäischen Bereich zeigt Tabelle 3.

Therapie in der Schwangerschaft

In der Schwangerschaft sollte nicht mit Chinolonen behandelt werden. Eingesetzt werden können Cephalosporine oder alternativ Spectinomycin.

Therapie der pharyngealen Gonokokkeninfektion

Der intramuskulären Therapie mit Ceftriaxon wird der Vorzug gegeben (CDC 1998; Rompalo et al. 1994). Aber auch die in Tabelle 3 genannten Chinolone und Azithromycin können angewendet werden.

Tabelle 3. Therapieverfahren der Gonorrhö für den mitteleuropäischen Bereich

Präparat	Dosierung	Behandlungsdauer
Empfohlene Behandlung:		
Spectinomycin	2 g	einmalig
oder		
Ceftriaxon	0,25 g	einmalig
Alternative Behandlung:		
Cefixim	400 mg	einmalig
oder		
Ciprofloxacin	500 mg	einmalig
oder		
Ofloxacin	400 mg	einmalig
oder		
Azithromycin	1 g	einmalig

Nach Behandlung fortbestehende Beschwerden erfordern eine kulturelle Untersuchung. Meist handelt es sich um eine – nicht erfolgreich behandelte – Doppelinfektion mit Chlamydia trachomatis. Auch eine Doppelinfektion mit Treponema pallidum ist möglich. Aus Sicherheitsgründen sollte stets vor der Behandlung und 6 Wochen danach eine serologische Untersuchung auf Syphilis durchgeführt werden.

Therapie der komplizierten und disseminierten Gonokokkeninfektion (DGI)

In der Regel sollte die Behandlung der DGI unter stationären Bedingungen erfolgen. Die Behandlungsdauer richtet sich nach dem klinischen Verlauf. Empfohlen werden vornehmlich Cephalosporine über 7 Tage (Tabelle 4; CDC 1998; Hawley 1993).

Bei der Therapie der akuten Beckenentzündung ist zu berücksichtigen, dass häufig Mischinfektionen mit Chlamydia trachomatis und/oder Anaerobiern (Bacteroides spp., Peptostreptokokken, Peptokokken) und/oder Enterobacteriaceae und/oder Mycoplasma hominis vorliegen, die eine Kombination von Antibiotika (z.B. Doxycyclin und Cefoxitin oder Clindamycin und Gentamycin) erfordern. Die Therapie der DGI beim Neugeborenen zeigt Tabelle 5.

Therapie der Ophthalmoblennorrhö

Stationäre Behandlung ist erforderlich. Insbesondere bei Kindern ist ein sofortiger Therapiebeginn unabdinglich, da es sonst rasch zur Perforation und Erblindung kommen kann (Tabelle 6). Die Behand-

Tabelle 4. Behandlung der DGI des Erwachsenen

Präparat	Dosierung	Behandlungsdauer
Ceftriaxon bei Meningitis oder Endokarditis oder	1–2 g i.m. oder i.v.	1×tgl. über 7 Tage 2×tgl. über 7 Tage
Cefotaxim	1–2 g i.v.	3×tgl. über 7 Tage
Alternativ bei β-Lactam-Allergie:		
Ciprofloxacin oder	500 mg i.v.	2×tgl. über 7 Tage
Ofloxacin oder	400 mg i.v.	2×tgl. über 7 Tage
Spectinomycin oder	2 g i.m.	2×tgl. über 7 Tage
Erythromycin	500 mg i.v.	4×tgl. über 7 Tage

Tabelle 5. Therapie der DGI beim Neugeborenen

Präparat	Dosierung	Behandlungsdauer
Ceftriaxon oder	25–50 mg/kg KG/Tag i.v. oder i.m. (max. bis 125 mg/Tag)	1×tgl. über mindestens 7 Tage bzw. 10–14 Tage bei Fortbestehen der Beschwerden
Cefotaxime	25 mg/kg KG i.v. oder i.m.	2×tgl. für 7–14 Tage

Tabelle 6. Behandlung der Ophthalmoblennorrhö

Präparat	Dosierung	Behandlungsdauer
Erwachsene Ceftriaxon	1,0 g i.m.	1×tgl. über mindestens 1 Tag oder bis zum Vorliegen einer negativen Kultur. Zusätzliche konjunktivale Spülungen mit physiologischer Kochsalzlösung
Neugeborene Ceftriaxon	25–50 mg/kg KG i.v. oder i.m. (max. bis 125 mg/Tag)	1×tgl. über mindestens 1 Tag Zusätzlich konjunktivale Spülungen mit physiologischer Kochsalzlösung

lung sollte bereits eingeleitet werden, wenn mikroskopisch im Konjunktivalexsudat typische gramnegative Diplokokken nachgewiesen werden. Die kulturelle Diagnostik und die Untersuchung auf Chlamydia trachomatis ist gleichzeitig einzuleiten.

Credé-Prophylaxe

Die Ophthalmieprophylaxe ist seit 1986 in der Bundesrepublik Deutschland nicht mehr durch Gesetz geregelt. Vor dem Hintergrund zurückgehender Gonorrhoeprävalenz in der Schwangerschaft hat sich die Auffassung verbreitet, dass diese Präventionsmaßnahme obsolet sei. Das Bundesgesundheitsamt hat jedoch 1992 darauf hingewiesen, dass neben der Gonorrhö auch andere Formen der Konjunktivitis von Relevanz sind, dass die Prophylaxe Standard of care darstellt und dass weltweit nicht ein einziger Fall bleibender Nebenwirkungen nach adäquater Anwendung von 1% Silbernitratlösung beobachtet wurde. PVP-Jod oder Antibiotika stellen entgegen anders lautenden Berichten keine sinnvolle Alternative dar, ebenso nicht die häufig diskutierte präpartuale Analyse der Scheidenmikrobiologie. Im Fazit sollte also die Prophylaxe mit (noch) 1% Silbernitrat angeboten werden (Hoyme 1993; Tietze 1994).

Behandlung von Sexualpartnern

Wegen des hohen Infektionsrisikos und der Möglichkeit latenter Infektionen auf der einen Seite und der Möglichkeit falsch-negativer Untersuchungsbefunde auf der anderen Seite sollten Sexualpartner sofort mitbehandelt werden. Diese Sicherheitsbehandlung sollte aber nur dann erfolgen, wenn der Partner nach Aufklärung einer solchen Behandlung zustimmt und sie der alternativen Möglichkeit wiederholter Kontrolluntersuchungen vorzieht.

Literatur

Center for Disease Control and Prevention (CDC) (1998) Guidelines for Treatment of Sexually Transmitted Diseases Morbidity and Mortality Weekly Report (MMWR) 47RR-1:1–47

Flegel P, Heise H, Kern A (1982) Sind Transportmedien für die Gonorrhö-Diagnostik noch aktuell? Dtsch Gesundh Wesen 37:565–567

Hawley HB (1993) Gonorrhea. Finding and treating a moving target. Postgrad Med 94:105–111

Hoyme UB (1993) Clinical Significance of Credé's Prophylaxis in Germany at Present. Infect Dis Obstet Gynecol 1:32–36

Joesoef MR, Knapp JS, Idajadi A, Linnan M, Barakbah Y, Kamboji A, O'Hanley R, Moran JS (1994) Antimicrobial susceptibilities of Neisseria gonorrhoeae strains isolated in Surabaya, Indonesia. Antimicrob Agents Chemother 38:2530–2533

Knapp JS, Ohye R, Neal SW, Parekh MC, Higa H, Rice RJ (1994) Emerging in vitro resistance to quinolones in penicillinase-producing Neisseria gonorrhoeae strains in Hawaii. Antimicrob Agents Chemother 38:2200–2203

Kohl PK, Henze I, Petzoldt D (1993) Molekulare Epidemiologie von Neisseria gonorrhoeae: Typisierung mit Hilfe der kombinierten Auxotyp-Serovar-Klassifikation. Gesundh Wesen 55:239–245

Moran JS (1995) Treating uncomplicated Neisseria gonorrhoeae infections: is the anatomic site of infection important? Sex Transm Dis 22:39–47

Rompalo AM, Coletta L, Caine VA, Linnemeier P, Neumann T, Hook EW, Jones RB (1994) Efficacy of 250 mg trospectomycin sulfate i.m. vs. 250 mg ceftriaxone i.m. for treatment of uncomplicated gonorrhea. Sex Transm Dis 21:213–216

Tietze KW (1994) Die Credé-Prophylaxe – Bericht einer Kommission des Bundesgesundheitsamtes. Perinatal Medizin 6:33–36

KAPITEL 7

Granuloma inguinale

H. Näher

Synonyma

Granuloma venereum, Granuloma pudendi tropicum, Donovanosis.

Erreger

Calymmatobacterium granulomatis, gramnegatives Stäbchen.

Klinik

Nach einer Inkubationszeit von 1–2 Wochen treten an der Inokulationsstelle nichtschmerzhafte Papeln oder subkutane Knoten auf, die sich nach unterschiedlich langer Zeit in granulomatöse Hautveränderungen mit unterschiedlichem Aspekt umwandeln. Man unterscheidet leicht blutende ulzeröse Formen, hypertrophe oder verruköse Läsionen sowie sklerotische, narbenartige Veränderungen. Die Veränderungen breiten sich langsam peripherwärts aus und können zum Teil monströse Ausmaße annehmen. Läsionen in der Inguinalregion gehen vom subkutanen Gewebe aus, die Lymphknoten selbst sind nicht beteiligt. Man spricht deshalb von einer Pseudoadenopathie. Die Pseudobubonen können wiederum exulzerieren. Primäre Läsionen im Mundbereich und an der Zervix können vorkommen. Eine hämatogene Ausbreitung ist selten, aber prinzipiell möglich. Absiedelungen wurden insbesondere in Knochen und Leber beschrieben. Spontanheilungen lokaler Infektionen sind möglich.

Diagnostik

Bei typischem Bild kann die Diagnose aufgrund des klinischen Befundes erfolgen. Die Diagnose sollte durch Untersuchung eines nach Giemsa gefärbten Quetschpräparates von kurettiertem Gewebe (intrazelluläre in Makrophagen gelegene sogenannte Donovan'sche Körperchen = bipolar färbende kokkoide Strukturen) bestätigt werden. Bei sehr frühen oder alten Läsionen kann die Untersuchung falsch-negativ ausfallen. Zur Bestätigung bzw. im Zweifelsfall ist zusätzlich eine histologische Untersuchung indiziert.

Therapie

Empfohlene Behandlungsverfahren s. Tabelle 1. Die Behandlungsdauer richtet sich nach dem klinischen Verlauf. Eine Weiterbehandlung bis zur vollständigen Abheilung der Läsionen ist anzuraten. Alternativbehandlungen sind: Tetracyclin-HCl 4-mal 500 mg täglich, ggf. in Kombination mit Streptomycin 1 g i.m. 1-mal täglich über 21 Tage. Ebenfalls wirksam ist die Gabe von Gentamicin 40 mg i.m. 2-mal täglich für mindestens 21 Tage. Als unterstützende Maßnahme kann ein Wund-Debridement bzw. die Excision von Teilen der Läsion sinnvoll sein.

Tabelle 1. Periorale Behandlung

Präparat	Dosierung	Behandlungsdauer
Azithromycin oder	1×1 g/Woche	3 Wochen
Erythromycin oder	4×500 mg	21 Tage
Norfloxacin oder	2×400 mg	21 Tage
Ciprofloxacin oder	2×750 mg	21 Tage
Doxycyclin oder	2×100 mg	21 Tage
Trimethoprim-Sulfamethoxazol	2×(160 mg/800 mg)	21 Tage

Therapie in der Schwangerschaft

Aufgrund der Kontraindikation für die genannten Antibiotika außer den Makroliden erfolgt die Therapie mit Azithromycin oder Erythromycin nach den oben genannten Schemata. Von den Erythromycinderivaten ist Erythromycinäthylsuccinat besonders gut verträglich.

Behandlung des Sexualpartners

Wegen des Infektionsrisikos sollten Sexualpartner untersucht und ggf. behandelt werden. Eine Kontrolluntersuchung nach 3 Monaten wird empfohlen.

KAPITEL 8

Hepatitis

N. H. Brockmeyer · J. K. Rockstroh

Hepatitis A

Erreger

Erreger ist ein RNA-Enterovirus aus der Familie der Picorna-Viren.

Epidemiologie

Das Hepatitis A-Virus (HAV) wird fäkal-oral übertragen. Mehr als 60% der Infektionen in der Bundesrepublik Deutschland werden bei Aufenthalten in ausländischen Endemiegebieten (z. B. Mittelmeerraum, Afrika und Asien) erworben. Der Durchseuchungsgrad in Europa zeigt ein Süd-Nord-Gefälle mit der größten Häufigkeit im Mittelmeerraum. Es zeigt sich hierbei eine altersabhängige Verteilung mit ca. 80% der erwachsenen Bevölkerung anti-HAV-positiv in Südeuropa im Vergleich zu nur <20% der Erwachsenen in Nordeuropa.

Kleinere Hepatitis-A-Epidemien sind unter homosexuellen Männern in städtischen Ballungsräumen berichtet worden. Insgesamt zeigt sich eine höhere Prävalenz der Hepatitis-A-Infektion unter homosexuellen Männern im Vergleich zu heterosexuellen Männern. Hierbei sind Sex mit anonymen Partnern sosie die Teilnahme an Gruppensex, aber auch oral-analer Sexualverkehr und digital-rektale Kontakte mit einer Zunahme der Hepatitis-A-Prävalenz verbunden.

Die Infektiosität entspricht der Dauer der Hepatitis-A-Virusausscheidung im Stuhl (ca. 2 Wochen vor bis 2 Wochen nach Krankheitsbeginn).

Diagnostik

Der Nachweis von Anti-HAV-IgM im Serum deutet auf eine frische Infektion hin, während der alleinige Anti-HAV-IgG Nachweis auf eine frühere Infektion hinweist. Der Nachweis von Hepatitis-A-Virus im Stuhl bedeutet bestehende Infektionsität und somit Isolierungspflicht. Bei immundefizienten Patienten kann die Ausscheidung von Hepatitis-A-Virus im Stuhl verlängert sein. Die Inkubationszeit beträgt 15–45 Tage.

Klinischer Verlauf

Die Hepatitis A heilt stets vollständig aus. Dies gilt auch für immundefiziente Patienten, wenngleich kompliziertere Verläufe beschrieben worden sind. Eine protektive Immunität bleibt nach durchgemachter Hepatitis A lebenslang bestehen.

Therapie

Da die Hepatitis-A-Virusinfektion selbstlimitierend ist und keine chronischen Verlaufsformen auftreten, ist lediglich eine unterstützende Therapie erforderlich. Eine Krankenhausbehandlung ist bei Patienten mit starkem Flüssigkeitsverlust durch Diarrhö und Erbrechen oder aber bei fulminanter Hepatitis A und sich entwickelndem Leberversagen erforderlich. In Einzelfällen ist bei fulminantem Leberversagen nach einer Hepatits-A-Virusinfektion auch eine Lebertransplantation durchgeführt worden. Dies ist jedoch eine Rarität. Die Therapie mit Medikamenten, die über die Leber abgebaut werden, sollte zurückhaltend durchgeführt werden. Spezifische diätische Maßnahmen, bis auf Alkoholkarenz, sind nicht erforderlich.

Prophylaxe

Die wichtigste Maßnahme zur Bekämpfung der Hepatitis A ist konsequent befolgte Hygiene. Hierbei steht die Versorgung mit sauberem Trinkwasser und die Beseitigung von Abwässern an erster Stelle. Das

Hepatitis-A-Virus ist im Vergleich zu anderen Picornaviren durch eine außergewöhnliche Stabilität gekennzeichnet, sodass im gereinigten Zustand das Virus über wenigstens 13 min über 60 °C erhitzt werden kann, ohne dass seine Infektionsität und Antigenität verloren geht. Zur Vermeidung von Kontaktinfektionen spielt die persönliche Hygiene, z. B. regelmäßiges Händewaschen, eine große Rolle. Bei Reisen in Endemiegebiete sollte auf den Genuss von ungekochten Salaten, Früchten und unsterilem Trinkwasser verzichtet werden. Ein geringes Risiko stellen ungenügend gekochte Muscheln dar.

Des Weiteren steht eine aktive Impfung gegen Hepatitis A zur Verfügung. Es ist ein inaktiviertes Hepatitis-A-Virus, das in Zellkulturen vermehrt und aufgereinigt wurde. Die Inaktivierung erfolgt durch Formaldehydbehandlung. Die Immunogenität des Totimpfstoffes ist durch verschiedene Untersuchungen gut belegt. Die Impfschritte umfassen eine Impfung am Tag 0, nach 4 Wochen und eine erneute Booster-Impfung nach 6–12 Monaten. Eine Kombinationsimpfung mit Hepatitis B ist möglich. Nach bereits 2 Impfschritten wird eine mittlere Serokonversionsrate von über 99% beobachtet. Nach der 3. Impfung ist die Seronkonversion auch mit den handelsüblichen Tests nachzuweisen. Die voraussichtliche Schutzdauer nach einer Impfung wird mit 10 Jahren angegeben. Eine aktive Impfung gegen Hepatitis A ist insbesondere für Reisende in Endemiegebiete, für medizinisches Personal, Personal von Kindertagesstätten, Drogenabhängige, Hämophile und Homosexuelle empfehlenswert.

Neben dem Hepatitis-A-Impfstoff gibt es auch die Möglichkeit der Behandlung mit Immunglobulinen. Anzumerken ist, dass diesen vor Einführung des Impfstoffes eine wesentliche Bedeutung zukam, die durch die Hepatitis-A-Impfung jedoch an Bedeutung verloren hat. Mit Hilfe des intramuskulär verabreichten Immunglobulins (0,02 ml/kg KG) kann eine Hepatitis A verhütet oder in ihrem Verlauf abgeschwächt werden, wenn der Viruskontakt bis zu 10 Tage zurückliegt. Eine entsprechende Postexpositionsprophylaxe mit Immunglobulinen hat sich bei verschiedenen epidemischen Infektionen als sicher und wirksam erwiesen. Einzelne Firmen sind inzwischen dazu übergegangen, einzelne γ-Globulin-Chargen im Hinblick auf ihren Anti-HAV-Gehalt zu standardisieren oder hochtitrige Chargen für die Hepatitis-A-Prophylaxe herzustellen. Die Gabe entsprechender Präparate unmittelbar vor Kontakt mit Hepatitis A oder innerhalb von 2 Wochen nach Kontakt mit Hepatitis A kann zu >85% die Erkrankung verhindern.

Hepatitis B

Erreger

Die Hepatitis B wird durch das zur Familie der Hepadna-Viren ge-
hörende Hepatitis-B-Virus, ein doppelsträngiges DNA-Virus, hervorgerufen. Die Oberfläche des Hepatitis-B-Virus besteht weitgehend aus
dem Hepatitis-B-Surface-Antigen (HBs-Ag), bei dem unterschiedliche
Subdeterminanten bekannt sind. Das Hepatitis-B-Core-Antigen (HBc-
Ag) wird an der Oberfläche des Nukleokapsids von HBV exprimiert.
Wenn das Hepatitis-B-envelope-Antigen (HBe-Ag), das ein Hüllprotein
darstellt, im Serum nachweisbar ist, deutet dies auf eine hohe Infektiosität und Virusreplikation hin.

Epidemiologie

Die Übertragung des Hepatitis-B-Virus (HBV) kann parenteral (unmittelbar durch Blut oder Blutprodukte oder mittelbar durch kontaminierte Instrumente), sexuell (bis zu 50% der Hepatitis-B-Infektionen)
oder perinatal erfolgen. Der ähnliche Übertragungsweg von HBV und
HIV spiegelt sich in der steigenden Koinzidenz beider Erkrankungen
wider. Die erhöhte Häufigkeit von HBV- und CMV-Antikörpern bereits bei asymptomatischen HIV-Patienten zeigt deren höheres Risiko
für sexuell übertragbare Infektionen. Das Risiko der perinatalen HBV-
Infektion bei Neugeborenen von HBV-infizierten Müttern liegt zwischen 10 und 85% in Abhängigkeit des HBe-Ag-Status der Mutter.

Diagnostik

Leitsymptome der Hepatitis B sind biochemische Veränderungen unter
Einschluss von Transaminasenerhöhungen (SGOT, SGPT). Auch eine
gleichzeitige Erhöhung der γ-GT oder alkalischen Phosphatase ist
möglich. Ebenso können Bilirubin gesamt und konjugiert erhöht vorliegen. Oft besteht eine Hypergammaglobulinämie. Entscheidend für die
Diagnose einer akuten Hepatitis B ist der Nachweis von IgM-Anti-HBc.
HBs-Antigen ist bei 10% der Fälle nicht nachzuweisen. IgM-Anti-HBc
ist in seltenen Fällen bis zu einem Jahr nach akuter Hepatitis nachweis-

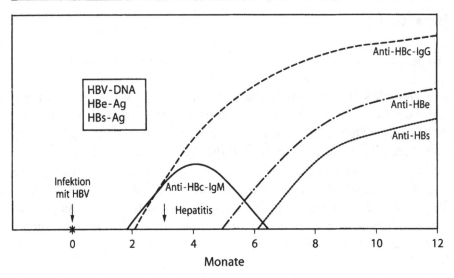

Abb. 1. Akute Hepatitis C mit Ausheilung

bar. Ein positives HBe-Ag deutet auf eine hohe Virusreplikation und hohe Infektiösität hin. Der zeitliche Ablauf des Auftretens der übrigen serologischen HBV-Marker, der Zeitpunkt, zu dem HBs-Ag negativ wird sowie der Anstieg von HBs-Ag-Antikörpern geht aus Abb. 1 hervor. Der positive Nachweis von HBs-Ag in Verbindung mit erhöhten Lebertransaminasen dient als Nachweis einer aktiven HBV-Infektion. HBs-Ag-Antikörper deuten hingegen auf eine abgelaufene Infektion hin.

Klinischer Verlauf

Die Inkubationszeit der Hepatitis B beträgt 30–180 Tage. Bei 70% der Patienten verläuft die akute Hepatitis B subklinisch. Es kann zu einem grippeähnlichen Zustand mit allgemeinen Symptomen wie Müdigkeit, Abgeschlagenheit, Appetitlosigkeit, Gewichtsverlust, Gelenkbeschwerden, Kopfschmerzen, Druckgefühl im Oberbauch, Fieber und Verminderung des Geruchs- und Geschmackssinnes kommen. Eine ikterische Hepatitis entwickelt sich bei ca. 30% der Patienten und äußert sich durch Juckreiz, Hellfärbung des Stuhls und Dunkelfärbung des Urins. Häufig finden sich auch eine Hepatomegalie, Splenomegalie sowie vergrößerte zervikale Lymphknoten. Weniger als 1% der Patienten entwickeln eine fulminante HBV-Infektion. Nur 10% aller Erwachsenen entwickeln nach einer akuten HBV-Infektion eine Viruspersistenz. Eine chronische Hepatitis besteht, wenn die akute Hepatitis nach 6 Monaten nicht ausgeheilt ist bei Persistenz des Oberflächenantigens HBs-Ag und Persistenz der Virusreplikation (HBe-Ag, HBV-DNA). Wenn Anti-HBe und Anti-HBs Antikörper nicht nachweisbar sind, deutet dies auf die fehlende Serokonversion hin. Bei Patienten, bei denen im Verlauf einer akuten Hepatitis B die HBV-DNA über 8 Wochen persistiert, muss mit der Möglichkeit eines chronischen Verlaufs der Hepatitis B gerechnet werden. Bei Viruspersistenz entwickeln bis zu 30% der Patienten eine chronisch-aktive oder chronisch-persistierende Hepatitis. Bis zu 70% sind gesunde HBs-Ag-Träger.

Therapie

In der akuten Phase einer Hepatitis B genügen in der Regel symptomatische Maßnahmen. Hierbei richten sich Ernährung und körperliche Belastung jeweils nach dem Befinden des Patienten. Der Wert einer antiviralen Therapie während der akuten Erkrankung ist nicht bewiesen. Angesichts der hohen Rate von Spontanheilungen ist hier zunächst ein abwartendes Vorgehen zu empfehlen. Weniger als 1% der Patienten mit akuter Hepatitis B entwickeln ein fulminantes Leberversagen. Druch eine Lebertransplantation lässt sich die Prognose für diese Patientengruppe erheblich verbessern. Bei chronischer Hepatitis B steht als etabliertes Medikament Interferon a (INF-a) zur Verfügung.

Als günstige Prognosefaktoren für das Ansprechen einer Interferontherapie gelten
- hohe Transaminasen (GPT > 100 U/l),
- niedriger HBV-DNA-Titer (< 200 pg/l),
- Infektion im Erwachsenenalter,
- kurze Erkrankungsdauer,
- anamnestisch akute ikterische Hepatitis (< 5 Jahre zurückliegend),
- histologisch: chronisch aktive Hepatitis, HDV und HIV negativ, keine Präcoremutation (keine HBe-Ag-Defektmutante) und weibliches Geschlecht.

Die Standardtherapie mit Interferon a sieht eine Behandlung mit 3×5–10 Mio. Einheiten pro Woche für 4–6 Monate subkutan vor. The-

rapieziel ist eine Normalisierung der Transaminasen sowie Sterokon-
version von HBe-Ag zu Anti-HBe und Negativierung von HBV-DNA.
Zusätzlich wird eine HBs-Ag-Elimination angestrebt. Die Erfolgsrate
einer Interferontherapie liegt bei ca. 40–50%. Die Rezidivrate nach
Absetzen der Interferontherapie liegt bei ca. 15%. Ist durch die Interferonbehandlung eine Serokonversion nicht zu erreichen, ist für diese
Patientengruppe derzeit eine antivirale Therapie entweder mit Lami-
vudin oder Famcyclovir indiziert.

Prophylaxe

Für die aktive Immunisierung stehen hochwirksame, ggf.- auch kom-
binierte Hepatitis-A- und Hepatitis-B-Impfstoffe zur Verfügung. In
Deutschland hat die ständige Impfkommission die Hepatitis-B-Impfung für Kinder und Jugendliche in den Kalender der empfohlenen
Impfungen aufgenommen. Hierbei wird eine dreimalige Impfung mit
einer Impfdosis von 1 ml i.m. (M. deltoideus) zu den Zeitpunkten 0, 1
und 6 Monaten vorgenommen. Eine Impfung wird außer für Kinder
und Jugendliche auch für alle Reisende in tropische und subtropische
Länder empfohlen. Zusätzlich wird eine Hepatitis-B-Impfung für medizinisches Personal, geistig Behinderte, Dialyse-Patienten, HBV-nega-
tive Patienten vor Lebertransplantation, Haushaltskontaktpersonen
von HBs-Ag-Trägern, Drogenabhängige, Homosexuelle, promiskuitive
Personen und HIV-Patienten empfohlen. Die passive Hepatitis-B-Impfung (Hepatitis B Immunglobulin 0,06 ml/kg KG i.m. bei Erwachsenen) und gleichzeitige aktive Impfung ist nach Nadelstichverletzung
oder Schleimhautkontakt mit HBs-Ag-positivem Material oder bei
Kindern HBs-Ag-positiver Mütter sowie Sexualpartnern von HBs-Ag-
positiven Personen empfohlen. Mit Hilfe der passiven Immunisierung
können bis zu 75% der Infektionen verhindert werden. Die aktive Hepatitis-B-Impfung allein ist weniger effektiv zur Vermeidung der He-
patitis-B-Übertragung als die gleichzeitige Verabreichung der passiven
und aktiven Impfung. Sexualpartner von Personen mit akuter Hepatitis B sollten spezifische Hepatitis-B-Immunglobuline erhalten und mit
der aktiven Hepatitis-B-Impfung spätestens 14 Tage nach dem letzten
Sexualkontakt beginnen.

Hepatitis C

Erreger

Der Erreger der Hepatitis C ist eine RNA-Virus aus der Familie der Flavi-Viren. Aufgrund von Genomunterschieden wird das Hepatitis-C-Virus in 6 verschiedenen Genotypen unterteilt (HCV-Genotypen 1–6).

Epidemiologie

Das Hepatitis-C-Virus (HCV) wird überwiegend parenteral übertragen. Bekannte und häufige Infektionswege sind Transfusionen oder andere parenterale Kontakte mit Blut oder Blutprodukten. Bei fast der Hälfte der Infektionen lassen sich jedoch keine der bekannten Risikofaktoren nachweisen. Die Übertragung von HCV von einer Schwangeren auf ihr Kind erfolgt wahrscheinlich perinatal. Eine intrauterine Infektion ist bisher nicht dokumentiert. Die mittlere perinatale Infektionsrate liegt in den publizierten Studien nur bei 5%. Bei gleichzeitiger HIV-Infektion nimmt die perinatale Übertragung von HCV deutlich zu. Die sexuelle Übertragung spielt bei der Hepatitis C epidemiologisch nur eine untergeordnete Rolle.

Diagnostik

Bei der Mehrzahl der Patienten mit Hepatitis-C-Infektion finden sich im Blut erhöhte Transaminasen. Ein Nachweis von Antikörpern gegen Hepatitis C und der direkte Nachweis der Viren (HCV-RNA) mittels Polymerasekettenreaktion (PCR) sichern die Diagnose einer HCV-Infektion. Inzwischen ist es auch möglich, den HCV-Genotyp sowie die Virusmenge im Blut nachzuweisen. Der Grad der Hepatitis und Fibrose ist nur durch eine Leberpunktion zu bestimmen.

Ein positiver Anti-HCV-Test sollte durch einen weiteren Test überprüft werden, da falsch-positive Befunde beobachtet werden. HCV-Antikörper werden 1–8 Monate nach Erkrankungsbeginn positiv und sind deshalb zum Ausschluss einer akuten Hepatitis C nicht geeignet. Bei Verdacht auf eine akute Hepatitis C kann der Nachweis von HCV-RNA die Diagnose sichern. Bei chronischem Verlauf persistieren Anti-HCV-Antikörper, die jedoch bei ausgeprägter Immundefizienz, z. B. im Rahmen einer HIV-Infektion, auch wieder negativ werden können. Die positive HCV-RNA ist gleichbedeutend mit dem Nachweis einer Virus-replikation und daher mit Infektiosität des Patienten. Patienten mit aus-geheilter Hepatitis C weisen normwertige Transaminasen, positive HCV-Antikörper und eine negative HCV-RNA auf.

Klinischer Verlauf

Nur bis zu einem Viertel aller frisch mit Hepatitis C infizierten Pa-tienten entwickeln eine symptomatische akute Hepatitis mit Ikterus. Bei der Mehrzahl verläuft die HCV-Infektion asymptomatisch, d.h. ohne erinnerliche charakteristische Beschwerden. Bleibt das Virus länger als 6 Monate nach der Infektion im Blut nachweisbar, spricht man von einer chronischen HCV-Infektion. Nur bei ca. 25% aller Pa-tienten mit frischer HCV-Infektion kommt es zu einer spontanen Aus-heilung. Die Mehrzahl der Patienten entwickelt einen chronischen Ver-lauf. Durch die chronische Entzündung kommt es zu einer vermehr-ten Fibrose der Leber, deren Endpunkt die Zirrhose darstellt. Die Ent-wicklung einer Leberzirrhose ist nach einer Krankheitsdauer von ca. 20 Jahren zu erwarten. Gleichzeitiger Alkoholabusus führt zu einer deutlichen Progredienz. Als Spätkomplikation ist eine erhöhte Rate an hepatozellulären Karzinomen bei chronischer Hepatitis C beschrieben worden. Die Mortalität durch hepatozelluläre Karzinome oder Kompli-kationen bei Leberzirrhose ist bei HCV-infizierten Patienten deutlich höher als bei der Normalbevölkerung.

Therapie

Bisher war die Behandlung der Hepatitis C mit Interferon α (INF-α) die einzige Therapiemöglichkeit. Der Therapieerfolg war hierbei von verschiedenen Faktoren abhängig:
- Höhe der Virusreplikation (HCV-RNA),
- jeweiliger HCV-Genotyp (Genotyp 1 prognostisch ungünstig)
- Dauer und Schwere der Lebererkrankung und
- Lebensalter des Patienten.

Die Ansprechrate einer Monotherapie mit INF-α lag bei ca. 50% (defi-niert als Normalisierung der Lebertransaminasen nach 2–3 Monaten). Bei einem Teil der primären Responder kam es nach Absetzen des Interferons zu einem Relapse, insgesamt ließ sich nach einer 6-monatigen Interferonmonotherapie nur bei etwa 20% der behandelten Patienten eine dauerhafte Remission erreichen. Bei Patienten mit Genotyp 1 lag die Erfolgsrate unter 10%. Eine Verlängerung der Interferonbehandlung auf 12–18 Monate und eine Erhöhung der initialen Dosis konnten die Erfolgsquoten geringfügig verbessern. Seit neuestem liegen Daten aus Kombinationsbehandlungsstudien mit Interferon a2b (INF-a2b) und Ribavirin zur Behandlung der Hepatitis C vor, die zu einer deutlich höheren Heilungsrate führen. Daher wird derzeit die Kombinationstherapie von INF-a mit Ribavirin als neue Standardtherapie empfohlen (Europäische Konsensus-Empfehlungen liegen bereits vor). Therapiestudien mit den pegylierten Interferonen (1mal wöchentliche Gabe bei verlängerter Halbwertzeit) zeigen bessere Ansprechraten als mit herkömmlichen Interferonen. Eine Behandlung sollte für mindestens 6 Monate erfolgen, da auch späte Heilungen nach länger andauernden Behandlungsphasen beschrieben worden sind. Insgesamt wird eine antivirale Therapie für Patienten mit chronischer Hepatitis C empfohlen, die ein deutliches Risiko für ein Fortschreiten der Lebererkrankung bis hin zur Zirrhose aufweisen. Diese Personen sind in der Regel Anti-HCV-positiv mit persistierend erhöhten Transaminasen, messbarer bzw. nachweisbarer Virämie und einer Leberhistologie, die bereits vermehrte Fibrosezeichen und/oder moderate Entzündungszeichen oder eine Nekrose aufweisen. Die häufigsten Nebenwirkungen einer Interferon-Therapie sind grippeähnliche Symptome, pathologische Schilddrüsenhormone, psychische Störungen, und Blutbildveränderungen.

Prophylaxe

Spezifische Behandlungsstrategien im Sinne einer Postexpositionsprophylaxe bestehen nicht. Es liegen keine Untersuchungen vor, die darauf hinweisen, dass die sofortige Therapie mit Interferon einer späteren Therapie insofern überlegen ist, als dass sich eine Serokonvesion verhindert lässt. Es liegen aber Untersuchungen vor, die zeigen, dass nach erfolgter Serokonversion und entsprechender Chronifizierung die frühe Behandlung (< 12 Monate) der Hepatitis C mit INF-a höhere Erfolgsquoten aufweist als die späte Behandlung. Immunglobulinpräparate haben in der Konstellation der Hepatitis-C-Postexpositionsprophylaxe keine Bedeutung.

KAPITEL 9

Herpes genitalis

D. Petzoldt

Erreger

Erreger ist das Herpes-simplex-Virus (HSV), ein DNA-Virus. Die Mehrzahl der genitalen Infektionen wird durch den Serotyp 2 hervorgerufen. Der Anteil von HSV-1-Infektionen ist ansteigend. Bei der Erstinfektion aszendiert das Virus über sensorische Nervenbahnen in die neuronalen Zelle des regionalen Ganglions, wo es latent persistiert. Von dort aus gehen endogene Reaktivierungen aus, die durch unterschiedliche Stressfaktoren ausgelöst werden.

Epidemiologie

In den Industriestaaten besitzen 70–80% der Erwachsenen Antikörper gegen HSV 1 und 20–30% gegen HSV 2. Die Durchseuchung mit HSV-2-Antikörpern steigt an. Klinisch manifestieren sich nur 30% der Fälle von Herpes genitalis eindeutig. 50% verlaufen völlig asymptomatisch. Die restlichen 20% machen atypische Symptome, die nicht als Herpes genitalis erkannt werden. Die tatsächliche Zahl der Patienten mit einer genitalen Herpes-simplex-Infektion in der Praxis liegt somit mehr als 3-mal so hoch, wie man aufgrund des klinischen Eindrucks schätzen würde.

Klinik

Primärer Herpes genitalis

Die Inkubationszeit beträgt 3–7 Tage. Danach kommt es zu flächenhaften Rötungen im Genitalbereich, Bläschen und Erosionen.

Charakteristika einer Primärinfektion sind:
- die Aussaat der Bläschen über größere Flächen des Genitales und der angrenzenden Haut,
- die Beidseitigkeit der Erscheinungen,
- die lange Bestandsdauer der Läsionen bis zu 3 Wochen.

Mehr als zwei Drittel der Patienten haben systemische Erscheinungen wie Fieber, Krankheitsgefühl, Kopfschmerzen.

Rezidivierender Herpes genitalis

Dem primären Herpes folgt bei ca. 85% der Patienten mindestens 1 symptomatisches Rezidiv. Die Rezidivhäufigkeit schwankt. Genitale HSV-2-Infektionen machen häufiger Rezidive als genitale HSV-1-Infektionen. Das klinische Bild ist gekennzeichnet durch gruppierte Bläschen und Erosionen auf kissenartigen Erythemen. Klinisch völlig stumme Rezidive, die nur mit lokaler Virusausscheidung einhergehen, sind möglich.

Diagnostik

Der klinische Verdacht auf einen Herpes genitalis kann durch den direkten Erregernachweis gesichert werden. Zur Materialgewinnung eignen sich am besten Abstriche aus Bläschen, weniger aus abgetrockneten Erosionen. Folgende Methoden stehen für den direkten Erregernachweis zur Verfügung:
- *Kulturelle Anzüchtung* mit Nachweis des zytopathischen Effektes. Die Bestätigung der Diagnose und die Bestimmung des Virustyps erfolgt durch anschließenden Fluoreszenztest unter Verwendung typenspezifischer Immunseren.
- *Direkte Antigentests*: Verfügbar sind der immunologische Direktnachweis mittels fluoreszenzmarkierter monoklonaler Antikörper oder Enzymimmunoessays. Die Sensitivität dieser Methoden liegt gegenüber dem Kulturverfahren niedriger, etwa bei 80–95%.
- *Molekularbiologische DNA-Methoden*: Die Nachweisraten der Hybridisierung entsprechen in etwa der Sensitivität der direkten Antigentests. Amplifikationsmethoden (PCR/LCR) werden zur Zeit auf breiter Basis nur bei Verdacht auf Herpesenzephalitis eingesetzt.

Serologische Methoden spielen keine Rolle in der Diagnostik des Herpes genitalis. Sie sind allenfalls geeignet für die Unterscheidung von

Primärinfektionen und Rezidiv. Nur moderne serologische Verfahren, die auf dem Gebrauch von Westernblotttechnik und der Reindarstellung der spezifischen Glykoproteine gG1 und gG2 beruhen, erlauben eine sichere Unterscheidung von Anti-HSV1- und Anti-HSV2-Antikörpern.

Therapie

Behandlung des primären Herpes genitalis

Patienten mit primärem Herpes genitalis sollten über den Verlauf der Erkrankung aufgeklärt werden, insbesondere über die Möglichkeit des Auftretens von Rezidiven, über die Ansteckungsfähigkeit auch bei nicht manifesten Krankheitserscheinungen und die Gefahren für das Neugeborene (Therapie s. Tabelle 1).

Behandlung des Herpes-genitalis-Rezidivs

Leichte Rezidive bedürfen keiner systemischen Therapie. Die Applikation von Cremes mit und ohne Zusatz von Virustatika kann die Symptome lindern. Bei schweren Rezidiven kann die systemische Verabfolgung von Virustatika Schweregrad und Dauer vermindern. Voraussetzung ist, dass die Behandlung unmittelbar beim Auftreten erster Symptome, besser noch in der Prodromalphase einsetzt.

Mit der sog. episodischen Behandlung (Tabelle 2) ist die Therapie eines einzelnen Ausbruchs von Herpesbläschen gemeint. Unter der Suppressionsbehandlung (Tabelle 3) versteht man eine kontinuierliche Therapie über einen Zeitraum von mehreren Monaten.

Tabelle 1. Behandlung des primären Herpes genitalis

Präparat	Dosierung	Behandlungsdauer
Aciclovir oder	3×400 mg	7–10 Tage
Aciclovir oder	5×200 mg	7–10 Tage
Famciclovir oder	3×250 mg	7–10 Tage
Valaciclovir	2×1 g	7–10 Tage

Tabelle 2. Episodische Behandlung des Herpes-genitalis-Rezidivs

Präparat	Dosierung	Behandlungsdauer
Aciclovir oder	3×400 mg	5 Tage
Aciclovir oder	5×200 mg	5 Tage
Famciclovir oder	2×125 mg	5 Tage
Valaciclovir	2×500 mg	5 Tage

Tabelle 3. Suppressionsbehandlung des Herpes genitalis

Präparat	Dosierung	Behandlungsdauer
Aciclovir oder	3×400 mg	über Monate
Famciclovir oder	2×125 mg	über Monate
Valaciclovir	1×500 mg	über Monate

Bei Patienten, die alle 6 Wochen oder öfter unter Herpesrezidiven leiden, empfiehlt sich die Durchführung einer Suppressionsbehandlung über mehrere Monate.

Therapie bei HIV-Infektion

Bei bestehender HIV-Infektion sollte die Behandlung bis zum Verschwinden der Haut- bzw. Schleimhauterscheinungen fortgesetzt werden. Grundsätzlich haben sich die vorgenannten Dosen als wirksam erwiesen. Bei Therapieresitenz empfiehlt sich zunächst eine Dosiserhöhung z.B. 5×400 mg Aciclovir oral täglich oder 2×500 mg Famciclovir täglich.

Behandlung schwerer Herpeserkrankungen
oder Erkrankungen mit acyclovirresistenten Viren

Bei schweren Herpeserkrankungen, wie disseminierten Infektionen, Meningitis, Enzephalitis, Hepatitis oder Pneumonomie, empfiehlt sich die parenterale Aciclovir-Therapie. Infektionen mit aciclovirresistenten Herpesviren können mit Foscarnet behandelt werden. Die Notwendig-

Tabelle 4. Intravenöse Injektionsbehandlung

Präparat	Dosierung	Behandlungsdauer
Aciclovir oder	3×5–10 mg/kg KG	5–7 Tage oder länger
Foscarnet	3×40 mg/kg KG	2–3 Wochen

keit hierzu kann insbesondere bei immunsupprimierten Patienten bestehen (Tabelle 4).

Therapie in der Schwangerschaft

In der Frühschwangerschaft (1.–14. SSW) sollte von einer Aciclovirbehandlung abgesehen werden, da der bisherige Stand der Erkenntnis nicht ausreicht, um ein Risiko für den Embryo sicher ausschließen zu können. Außerhalb dieser Periode ist eine Aciclovirtherapie möglich. Im internationalen Schwangerschaftsregister sind bisher mehr als 1000 Frauen registriert, die während der Schwangerschaft mit Aciclovir therapiert wurden. Die Missbildungsrate bei den Neugeborenen lag in dieser Gruppe nicht höher als in der allgemeinen Bevölkerung. Da eine abschließende Beurteilung jedoch noch nicht möglich ist, sollte eine Behandlung nur bei strenger Indikationstellung erfolgen und zwar bei:

- primärem Herpes genitalis,
- lebensbedrohlichen mütterlichen HSV-Infektionen, wie disseminierte Herpesinfektion, Pneumonie, Hepatitis,
- manifestem Herpes genitalis zu Beginn der Wehentätigkeit zur Vermeidung einer Sectio caesarea.

Therapie des Neugeborenen

Ein Neugeborenes mit manifester HSV-Infektion sollte unverzüglich mit Aciclovir behandelt werden.

30–60 mg/kg KG	16–21 Tage

Eine prophylaktische Behandlung kann erwogen werden, wenn das Risiko groß ist. Das ist der Fall, wenn bei der Mutter in den letzten Wochen vor dem Geburtstermin eine primäre Herpesinfektion aufgetreten ist. Das Erkrankungsrisiko für das Neugeborene liegt dann bei 30–50%.

Literatur

Center for Disease Control and Prevention (CDC) (1998) Guidelines for treatment of sexually transmitted diseases morbidity and mortality weekly report. MMWR 47/RR-1:1–47

Petersen EE, Doerr HG, Gross G, Petzoldt D, Weissenbacher ER, Wutzler P (zur Publikation eingereicht) Der Herpes genitalis. Dtsch Ärzteblatt

KAPITEL 10

HIV-Infektion

M. Hartmann

Erreger

Erreger ist das humane Immundefizienz-Virus (HIV), ein RNA-Virus (Retrovirus). Den Großteil des Virusgenoms bilden 3 Strukturgene: gag, pol und env. Diese werden ergänzt durch diverse Regulatorgene. Man unterscheidet 2 humanpathogene HIV-Viren: Typ I und Typ II. HIV kann aufgrund von Sequenzanalysen weiter in Subgruppen unterteilt werden: A–J (HIV-1, Gruppe M) und das entfernt verwandte HIV-O (HIV-1, Gruppe O). HIV-2 wird in die Subtypen A–E unterteilt.

Epidemiologie

Ende 1999 wurde die Zahl der HIV-infizierten auf 33,6 Mio. geschätzt. Davon entfallen allein auf den subsaharischen afrikanischen Raum 23 Mio. 1999 wurden 5,6 Mio. HIV-Patienten neu infiziert, 6 Mio. Menschen sind an HIV/AIDS weltweit gestorben. Die steilsten Neuansteckungsraten verzeichnet der asiatische Raum.

Akutes retrovirales Syndrom

3–4 Wochen nach Infektion mit HIV wird ein symptomatisches Krankheitsbild (ARS) bei 2/3 der Patienten beobachtet. Das Krankheitsbild ist charakteristisch durch generalisierte Lymphknotenschwellungen, ein mononukleoseartiges Krankheitsbild, ein morbilliformes oder makulopapulöses Exanthem und mukokutane Ulzerationen. Das ARS wird häufig nicht diagnostiziert.

Chronische HIV-Infektion

Nach einem unterschiedlich langen asymptomatischen Stadium treten generalisierte chronische Lymphknotenschwellungen auf; im späteren Verlauf der Infektion kommt es zu einer B-Symptomatik mit Fieber, Müdigkeit, Schwäche, Gewichtsverlust und Leistungsknick. Im Endstadium der HIV-Infektion treten bei fehlender Immunkompetenz opportunistische Infektionen auf.

Nach der CDC-Klassifikation unterscheidet man Stadium A1–C3 (1993; s. Tabelle 1 und Übersicht).

Tabelle 1. CDC-Klassifikation

Laborkategorie CD4-Lymphozyten	Klinische Kategorie		
	A	B	C
1) (>500/µl)	Stadium I	Stadium I	Stadium I
2) (200–499/µl)	Stadium I	Stadium II	Stadium II
3) (<200/µl)	Stadium II	Stadium II	Stadium III

Laborkategorien
1: >500/µl   CD4-Lymphozyten
2: 200–499/µl   CD4-Lymphozyten
3: <200/µl   CD4-Lymphozyten

Klinsche Kategorien
Kategorie A:
- Asymptomatische HIV-Infektion
- Persistierende generalisierte Lymphadenopathie (LAS)
- Akute, symptomatische (primäre) HIV-Infektion (auch in der Anamnese)

Kategorie B:
Krankheitssymptome oder Erkrankungen, die nicht in die Aids-definierende Kategorie C fallen, dennoch aber der HIV-Infektion ursächlich zuzuordnen sind oder auf eine Störung der zellulären Immunabwehr hinweisen.
- Bazilläre Angiomatose
- Oropharyngeale Candida-Infektion

- Vulvovaginale Candida-Infektionen, die entweder chronisch (länger als einen Monat) oder nur schlecht therapierbar sind
- Zervikale Dysplasien oder Carcinoma in situ
- Konstitutionelle Symptome wie Fieber über 38,5 → C° oder länger als 4 Wochen bestehende Diarrhöe
- Orale Haarleukoplakie
- Herpes Zoster bei Befall mehrerer Dermatome oder nach Rezidiven in einem Dermatom
- Idiopathische Thrombozytopenische Purpura
- Listeriose
- Entzündungen des kleinen Beckens, besonders bei Komplikationen eines Tuben- oder Ovarialabszesses
- Periphere Neuropathie

Kategorie C (Aids-definierende Erkrankungen):
- Pneumocystis-carinii-Pneumonie
- Toxoplasma-Enzephalitis
- Ösophageale Candida-Infektion oder Befall von Bronchien, Trachea oder Lunge
- Chronische Herpes-simplex-Ulzera oder Herpes-Bronchitis, -Pneumonie oder -Ösophagitis
- CMV-Retinits
- Generalisierte CMV-Infektion (nicht von Leber oder Milz)
- Rezidivierende Salmonellen-Septikämien
- Rezidivierende Pneumonien innerhalb eines Jahres
- Extrapulmonale Kryptokokken-Infektionen
- Chronische Intestinale Kryptosporidien-Infektion
- Chronische intestinale Infektion mit Isospora belli
- Disseminierte oder extrapulmonale Histoplasmose
- Tuberkulose
- Infektionen mit Mykobakterium avium complex oder M. kansasii, disseminiert oder extrapulmonal
- Kaposi-Sarkom
- Maligne Lymphome (Burkitts, immunoblastisches oder primär zerebrales Lymphom)
- Invasives Zervix-Karzinom
- HIV-Enzephalopathie
- Progressiv multifokale Leukenzephalopathie
- Wasting-Syndrom

Diagnositk

Die HIV-Infektion kann direkt über den Virusnachweis oder über den Antikörpernachweis gesichert werden. Die Antikörpertests können unterteilt werden in HIV-Antikörper-Suchtests und HIV-Antikörper-Bestätigungstests. Während die Suchtests eine hohe Sensitivität haben, sind die Bestätigungstests sehr spezifisch. Der Nachweis von HIV-Antikörpern erfolgt meist durch einen Enzymimmunoassay (EIA), bestätigt durch einen Westernblot-Test, seltener durch andere Verfahren wie z. B. Immunfluoreszentests. Bei 99% der gesunden Infizierten lassen sich HIV-Antikörper innerhalb von 1–3 Monaten, im Mittel nach 40 Tagen nachweisen.

Der direkte Virusnachweis erfolgt inzwischen fast ausschließlich durch Nukleinsäurenachweismethoden. Kommerziell verfügbar sind PCR-(Polymeraseketten-)Test, Branched-DNA-Amplifikation und NAS-BA (Nucleic Acid Squence Based Amplification). In den inzwischen zur Verfügung stehenden Tests liegt die Nachweisgrenze bei 40–50 Kopien/ml. Die Bestimmung wird zur Ermittlung des antiretroviralen Therapiebeginns und zur Therapieverlaufskontrolle durchgeführt.

Therapie

Seit 1996/97 haben sich mit der Verfügbarkeit neuer antiretroviraler Therapeutika, insbesondere der Proteinaseinhibitoren, die Behandlungsmöglichkeiten der HIV-Infektion deutlich gebessert.

Die genannten Therapieprinzipien erfolgen in Anlehnung an die Empfehlungen der International AIDS Society, der Deutschen AIDS-Gesellschaft und des amerikanischen Departement of Health and Human Services. Zur Graduierung der Therapieempfehlungen s. Tabelle 2 und 3.

Allgemeine Therapieprinzipien

Zur optimalen Therapie sollte eine möglichst vollständige Unterdrückung der Virusreplikation erfolgen. Deiser Erfolg wird im Nukleinsäurenachweis gemessen. Nach Therapiebeginn sollte die Messung 2- bis 4-wöchentlich, im späteren Verlauf 2- bis 3-monatlich durch-

Tabelle 2. Therapieindikationen und -empfehlung

Klinisch	CD4-Lymphozyten/µl	HIV-RNA/ml	Therapie-empfehlung
HIV-assoziierte Symptome und Erkrankungen (CDC: B,C)	Alle Werte		A I
Asymptomatische Patienten (CDC: A)	<350		A I
	350–500	>10 000–20 000 Genomkopien	B II
		<10 000–20 000 Genomkopien	B III
	>500	>10 000–20 000 Genomkopien	C II
		<10 000–20 000 Genomkopien	C III[a]
Akutes retrovirales Syndrom	Alle Werte	Alle Werte	C II

[a] Die vorliegenden Studien sind nicht ohne weiteres anzuwenden auf Patienten mit niedriger Viruslast. Einige Experten würden in diesen Gruppen eine Therapie befürworten, viele Experten würden hier derzeit eine Therapie zurückstellen und den klinischen und Laborparameterverlauf zunächst beobachten.

geführt werden. Spätestens nach 3–6 Monaten sollte die Viruslast unterhalb der Nachweisgrenze sein. Informationen über Nebenwirkungen, Kombinationsmöglichkeiten und Interaktionen sind Tabelle 4 zu entnehmen.

Therapiebeginn
- Bei symptomatischer HIV-Erkrankung
- Bei asymptomatischer HIV-Erkrankung und CD4-Zellzahl <500/µl und/oder Viruslast >1000 (bDNA) oder >20 000 (PCR) Kopien/ml.
- Bei einem akuten retroviralem Syndrom.

Empfehlungen für den Therapiebeginn
Informationen zu den einzelnen Präparaten s. oben.
- Eine Dreifachkombination mit 2 nukleosidalen reversen Transkriptasehemmern (NRTI) und einem Proteinaseinhibitoren (PI).
- Zweifachkombination mit 2 Proteinaseinhibitoren und einem NRTI bzw. nichtnukleosidalen reversen Transkriptasehemmer (NNRTI).

Tabelle 3. Basiskombination und Kombinationspartner

	Nukleosidanaloga		+	Proteaseinhibitor oder NNRTI oder dritter NRTI	
Empfohlene	Zidovudin+Lamivudin	A I		Indinavir	A I/II[a]
Kombinationen	Zidovudin+Didanosin	A I		Ritonavir	A I/II[a]
	Zidovudin+Zalcitabin	C I	+	Nelfinavir	A II
	Stavudin+Lamivudin	A II		Saquinavir SGC	A II
	Stavudin+Didanosin	A II		Nelfinavir und Saquinavir (SGC)	C II
				Saquinavir (HGC) und Ritonavir	B II
				Efavirenz	A II
				Indinavir+Ritonavir	B II
	Zidovudin+Lamivudin	A I	+	Abacavir	B II[b,c]
	Stavudin+Didanosin	A II	+	Nevirapin	B II[b,c]
			+	Delavirdin	C II[b,c]
	Stavudin+Didanosin +Lamivudin				C II[b,c]
Im allgemeinen	2 NRTI (s. oben)		+	Ohne Kombination	D II
abzulehnen[d]	2 NRTI (s. oben)		+	Saquinavir HGC	D II
	Keine		+	ein oder zwei PI	D II
Eindeutig	Didanosin+Zalcitabin	E III	+		
abzulehnen[e]	Zidovudin+Stavudin	E II	+	Jeder	
	Zalcitabin+Stavudin	E III		Kombinationspartner	

[a] Klinische Endpunktstudien mit Indinavir und Ritonavir (Evidenzgrundlage I) nur für Patienten mit CD4+<200/μl, bzw. mit CD4 <100/μl, ansonsten Evidenz II für beide.
[b] Daten nur für kurze Beobachtungsdauer vorhanden bzw. noch nicht ausreichend.
[c] Es liegen wenig Daten zur Therapie von Patienten mit fortgeschrittenem Immundefekt (CD4 <350/mm^3) und Nukleosid-NNRTI-Kombinationen vor.
[d] Klinisch wirksam, jedoch kurze Wirkdauer.
[e] Bei den aufgeführten NRTI-Kombinationen additive Nebenwirkungen, identische Resistenzmechanismen oder kompetitive Phosphorylierung.
Stärke der Empfehlung: A: eindeutige Empfehlung, B: im allgemeinen ratsam, C: vertebar, D: im allgemeinen abzulehnen, E: eindeutig abzulehnen.
Grundlage der Empfehlungen: I: Mindestens eine randomisierte Studie mit klinischen Endpunkten, II: Klinische Studien mit Laborparametern als Endpunkte, III: Expertenmeinung, z.B. aufgrund von Analogieschlüssen oder pathogenetischen Überlegungen.

Tabelle 4. Antiretrovirale Stoffklassen, Substanzen und Dosierung

Substanz bzw. Substanzgruppe	Präparat	Wichtigste Nebenwirkungen	Diät-Vorschrift	Dosis[a]
Reverse Transkriptase Inhibitoren – Nukleosidanaloga		Selten Laktatazidose		
Didanosin	Videx	Pankreatitis, Neuropathie	Nüchtern einnehmen	2×200 mg 2×2 Tabl.
Lamivudin	Epivir	Kopfschmerz		2×150 mg 2×1 Tbl.
Stavudin	Zerit	Neuropathie, Pankreatitis		2×40 mg 2×1 Kps.
Zalcitabin	Hivid	Neuropathie, orale Ulzera		3×0,75 mg 3×1 Tbl.
Zidovudin	Retrovir	Neutropenie, Anämie		2×250 mg 2×1 Kps.
Lamivudin Zidovudin	Combivir	Kopfschmerz, Neutropenie, Anämie		2×150 mg +300 mg 2×1 Tbl.
Abacavir	Ziagen	Hypersensitivitäts-Syndrom		2×300 mg 2×1 Tbl.
Protease-Inhibitoren[b]		Glukoseintoleranz Fettstoffwechselstörung		
Indinavir	Crixivan	Nephrolithiasis, Hyperbilirubinämie	Nüchtern bzw. fettreduziert einnehmen	3×800 mg 3×2 Kps.
Nelfinavir	Viracept	Diarrhö, Übelkeit	Nicht nüchtern einnehmen	3×750 mg 3×3 Tbl.
Saquinavir	Fortovase	Diarrhö, Übelkeit (meist mild)	Mit protein[c] fettreicher Kost einnehmen	3×1200 mg 3×6 Kps.
Ritonavir	Norvir	Diarrhö, Übelkeit, Hypertriglyzeridämie		2×600 mg 2×7,5 ml
Amprenavir	Agenerase	Diarrhö, Kopfschmerz, Arzneiexanthem	Nüchtern bzw. fettreduziert einnehmen	2×1200 mg 2×8 Kps.

Tabelle 4 *(Fortsetzung)*

Substanz bzw. Substanz-gruppe	Präparat	Wichtigste Neben-wirkungen	Diät-Vorschrift	Dosis[a]
Reverse Transkirptase Inhibitoren – Nichtnukleosid-analoga		Arznei-reaktionen		
Nevirapin	Viramune	Arzneiexanthem		2×200 mg 2×1 Tbl.
Efavirenz[d]	Sustiva, Stocrin	Psychotrope Neben-wirkungen, Arzneiexanthem		1×600 mg 1×3 Kps.
Delavirdin	Rescriptor	Arzneiexanthem		3×400 mg 3×4 Tbl.

[a] Normale Nierenfunktion, Körpergewicht <60 kg
[b] Alle Proteaseinhibitoren sind Inhibitoren des Cytochrome P450; Ritonavir ist der potenteste Inhibitor; einige Isoenzyme werden durch Ritonavir auch induziert.
[c] Nur in Kombination mit erprobtem weiteren PI.
[d] Unterschiedliche Präparatnamen in Deutscheland und Österreich.

- Eine Dreifachkombination mit 2 nukleosidalen reversen Transkriptasehemmern und einem nichtnukleosidalen reversen Transkriptasehemmer.

Empfehlungen für den Therapiewechsel
- Ein Therapiewechsel sollte in Erwägung gezogen werden bei klinischer Progression, einem Abfall der CD4-Zellen oder bei Nachweis der Viruslast über 500–1000 Kopien/ml.

Therapie des Neugeborenen und in der Schwangerschaft
Da die Therapierichtlinien den Rahmen sprengen würden, sei auf die Publikationen im MMWR verwiesen: Public Health Service Task Force Recommendations for the Use of Antiretroviral Drugs in Pregnant Women Infected with HIV-1 for Maternal Health and for Reducing Perinatal HIV-1 Transmission in the United States 1998, RR-2 and Guidelines for the Use of Antiretroviral Agents in Pediatric HIV Infection 1998, MMWR RR-4.

Literatur

BHIVA Guidelines Co-ordinating Committee (1997) British HIV Association guidelines for antiretroviral treatment of HIV seropositive individuals. Lancet 349: 1086–1092

Brockmeyer N (1999) Rationale für antiretrovirale Therapie. Dtsch Ärzteblatt 8:400–403

Deutsch-österreichische Richtlinien zur antiretroviralen Therapie der HIV-Infektion (Stand: Juni 1999). Klinikarzt II:310–318 (http://www.rki.de)

MMWR (1998) Guidelines for the use of antiretroviral agents in HIV-infected adults and adolescents, morbidity and mortality weekly report. MMWR 47:RR-5 (aktualisierte Version im Internet und http://www.ama-assn.org/special/hiv/treatmnt/guide.htm

International AIDS-Society-USA (1997) Antiretroviral therapy for HIV infection in 1997. JAMA 277:1962–1969

KAPITEL 11

HPV-Infektionen

G. Gross

Erreger

Von der mehr als 80 verschiedene Typen umfassenden Gruppe der humanen Papillomviren (HPV) können über 20 Typen zu Infektionen im Anogenitalbereich führen. HPV infiziert ausschließlich Epithelzellen. Die meisten HPV-Infektionen verlaufen asymptomatisch oder subklinisch bzw. werden nicht diagnostiziert.

Sichtbare anogenitale Warzen werden in der Rgel durch die Typen HPV 6 oder HPV 11, sog. „Low-risk-HPV-Typen", hervorgerufen. Nur sehr selten werden diese Viren in Karzinomen des äußeren Genitale und der Analregion identifziert. Weitere „anogenitale HPV-Typen" (HPV 16, HPV 18, HPV 31, HPV 33 und HPV 35) werden regelmäßig in Vorstadien des Gebärmutterhalskarzinoms (sog. zervikale intraepitheliale Neoplasie, CIN) und in invasiven Karzinomen der Cervix uteri nachgewiesen. Selten werden diese sog. High-risk-HPV-Typen auch in gutartigen anogenitalen Warzen gefunden. Weniger regelmäßig werden Genome von HPV 16, HPV 18, HPV 31, HPV 33 und HPV 35 in invasiven Karzinomen und intraepithelialen Neoplasien des äußeren Genitale un des Anus (vulväre intraepitheliale Neoplasie VIN; intraepitheliale Neoplasie des Penis PIN und des Anus AIN) identifiziert. Beim Morbus Bowen, bei der Erythroplasia de Queyrat und bei der bowenoiden Papulose handelt es sich histopathologisch je nach Lokalisation um schwere, v.a. HPV-16-assoziierte intraepitheliale Neoplasien der Vulva (VIN 3), des Penis (PIN 3) und des Anus (AIN 3).

Epidemiologie

Anogenitale HPV-Infektionen gehören neben Infektionen durch Chlamydien und genitale Herpes-simplex-Viren (v. a. HSV Typ 2) zu den häufigsten sexuell übertragbaren Infektionen. Die wichtigste klinische Manifestationsform der sexuell übertragbaren HPV-Infektionen stellen anogenitale Warzen dar. In den USA und in Europa werden Warzen des Anogenitalbereichs bei ca. 1% der sexuell aktiven Erwachsenen zwischen dem 15. und 45. Lebensjahr nachgewiesen. Der Altersgipfel liegt zwischen dem 20. und 24. Lebensjahr. Subklinische HPV-Infektionen lassen sich über zytologische bzw. kolposkopische Techniken (Essigsäure-Test) bei ca. 4% der sexuell aktiven Personen identifizieren. Die latente HPV-Infektion mit alleinigem Nachweis der viralen DNA ohne klinische, histologische, zytologische oder kolposkopische Auffälligkeit findet sich bei ca. 10% dieser Altersgruppe. Der Anteil von HPV-Antikörper-positiven Personen wird auf 60% der Bevölkerung geschätzt. Der Antikörpernachweis ist hinweisend auf eine frühere ode aktuelle Infektion mit HPV.

HPV-induzierte und assoziierte Krankheitsbilder

Anogenitale Warzen

Die Übertragbarkeit anogenitaler Warzen wird auf 60–70% geschätzt. Die Inkubationszeit beträgt mindestens 3 Wochen, kann aber auch über 8 Monate betragen. Patienten mit sichtbaren Genitalwarzen können gleichzeitig mit unterschiedlichen HPV-Typen infiziert sein.

Kennzeichen genitaler Warzen sind:
- Die multiforme Morphologie, wobei 4 klinische Typen lokalisationsabhängig unterschieden werden:
  - spitze Genitalwarzen (Synonyme- Condylomata acuminata, Feigwarzen),
  - keratotische Genitalwarzen,
  - papulöse, warzenähnliche Effloreszenzen,
  - flache makulöse, warzenähnliche Effloreszenzen.
- Auftreten in Vielzahl und in multifokaler Anordnung mit Dissemination über das Genitale, die perianale Haut und die angrenzende Haut des Perineums, der Inguinal- und der Pubesregion (Tabelle 1).

Tabelle 1. Häufigste Manifestationslokalisation genitaler Warzen

Frau	Mann	
	nichtzirkumzidiert	zirkumzidiert
Hintere Kommissur	Präputinum	Penisstamm
Labia minora	Glans penis	
Labia majora	Sulcus coronarius	
Introitus vaginae	Fenulum	
Vagina		

- Während bei jedem vierten Mann mit externen Genitalwarzen die Urethra mitbetroffen ist, sind Harnröhrenkondylome nur bei maximal 8% der Frauen mit gleichzeitigen vulvären Warzen nachweisbar.
- Warzen des Analkanals liegen bei ca. jeder fünften Frau mit bestehenden Condylomata acuminata der Vulva vor. Beide Geschlechter weisen nur extrem selten Condylomata acuminata proximal der Linea dentata auf. Heterosexuelle Männer mit analen Warzen haben entweder anamnestisch oder gleichzeitig bestehend wesentlich häufiger Warzen des Penis als homosexuelle Männer.
- Anogenitale Warzen treten trotz zunächst erfolgreicher Therapien häufig erneut wieder auf (Rezidive in 20–70%, kontrollierte Studien).

Diagnostik

Die Diagnose wird meist im Rahmen der Inspektion gestellt. Indikationen zu einer weitergehenden Diagnostik sind unsichere klinische Diagnose und Warzen, die trotz Therapie an Größe zunehmen. Außerdem sollte stets bei Genitalwarzen immunsupprimierter Patienten eine histologische Untersuchung erfolgen. Dasselbe gilt für pigmentierte, leukoplakieähnliche und ulzerierte, warzenähnliche Hautveränderungen im Anogenitalbereich.

Histologie. Genitalwarzen mit Virusproduktion weisen charakteristische zytopathische Effekte wie perinukleäre Vakuolisierung der Stachel- und Körnerzellen der Epidermis auf (Koilozyten). Ältere Viruswarzen sind histologisch nicht sicher zu diagnostizieren. Intraepitheliale und invasive Neoplasien lassen sich eindeutig von benignen Warzen abgrenzen.

HPV-Nachweis

- *Kulturelle Anzüchtung* von HPV ist nicht möglich.
- *Direkter Antigentest:* Mit immunhistochemischer Färbung lassen sich nur gruppenspezifische Antigene und Papillomviren identifzieren. Dieser Test hat nur geringe Aussagekraft, v.a. wegen der geringen Sensitivität.
- *Molekularbiologischer HPV-DNA-Nachweis:* PCR-Methoden zum Nachweis typenspezifischer HPV-DNA sind in der Routinediagnostik nicht etabliert. Nur bei wissenschaftlicher Fragestellung ist die PCR in der Dermatologie zusammen mit der In-situ-Hybridisierung indiziert.

HPV-Serologie. Ohne Bedeutung für die Diagnostik.

Ausschlussdiagnostik anderer sexuell übertragbarer Infektionen. Indiziert ist immer die Syphilis-Serologie und die HIV-Serologie.

Bei Fluor oder spezifischen Symptomen/Beschwerden: Chlamydien-PCR-Nachweis im Urin, Abstrichdiagnostik auf Neisseria gonorrhoeae, Mykoplasmen, Trichomonaden, Abstrich zum HSV-Nachweis in Zellkultur oder über PCR.

Zusätzliche diagnostische Verfahren

Kolposkopie. Zirka 25% der Frauen mit Warzen des äußeren Genitale weisen gleichzeitig warzige Veränderungen der Portio bzw. der Vagina auf. Bei ca. jeder zweiten dieser Frauen liegt eine zervikale oder vaginale Dysplasie vor (CIN, VAIN). Aus diesem Grunde muss die Kooperation mit dem Gynäkologen gesucht werden (Kolposkopie, Zytologie, spezieller HPV-Nachweis der Cervix uteri).

Urethroskopie/Meatoskopie. Unter Verwendung einer guten Lichtquelle und eines kleinen Spreizers bzw. eines Otoskops lassen sich beim Mann Condylomata acuminata des Meatus urethrae und der Fossa navicularis unschwer nachweisen. Bei proximal lokalisierten Warzen ist immer der Urologe zu konsultieren (Urethroskopie, photodynamische Diagnostik).

Anoskopie/Proktoskopie. Bei perianalen Warzen ist die Untersuchung des Enddarms mit dem Anoskop erforderlich. Zur Vorbeugung einer Verschleppung der Viruswarzen in den Analkanal sollten zuvor perianal lokalisierte Warzen entfernt worden sein.

Der Essigsäure-Test. Drei- bis fünfminütige Applikation von 5%iger (äußeres Genitale) oder 3%iger Essigsäure (Vagina, Cervix uteri, Analkanal) mit Hilfe eines Wattetupfers oder einer Mullkompresse und anschließende Inspektion mit guter Lichtquelle, Lupe oder Kolposkop. Der fakultativ einsetzbare Test lässt in erster Linie die Grenzen für die geplante chirurgische Therapie genitaler Warzen sichtbar werden. Die positive Essigsäure-Reaktion ist gekennzeichnet durch scharf begrenzte Weißfärbung mit sichtbaren Gefäßen, die unregelmäßig konfiguriert sind (Punktierung, Mosaik).

Nachteil: Die unspezifische Weißfärbung einiger entzündlicher Dermatosen macht die Interpretation für Ungeübte schwierig.

Therapie

Patienten mit anogenitalen Warzen sollten vom behandelten Arzt behutsam über die Natur, die Übertragbarkeit der zugrunde liegenden Papillomviren sowie über die Möglichkeiten der Behandlung informiert werden. Allen Behandlungsformen gemeinsam sind lokale Hautreaktionen wie Ödembildung, Erosionen, die von Brennen und Juckreiz, gelegentlich auch von Schmerzen begleitet sein können. Genitale Warzen können wie Warzen anderer Lokalisation spontan abheilen. Bei diskretem Warzenbefall kann deshalb zunächst abgewartet werden. Keine der zur Verfügung stehenden Therapieverfahren (s. Übersicht) kann mit Sicherheit Genitalwarzen vollständig entfernen und den warzenfreien Zustand dauerhaft erhalten.

Wegen Toxizitätsproblemen und einer vergleichsweise niedrigen Wirksamkeit können heute Podophyllin und 5-Fluorourazil nicht mehr zur Therapie genitaler Warzen empfohlen werden (von Krogh et al. 2000).

Aktuelle Therapieverfahren für anogenitale Warzen

Chirurgische Verfahren
Lokale Scherenschlagexzision/Kurretage
Elektrochirurgie
Kryotherapie
Lasertherapie
(CO_2-Laser)

Zytotoxische Therapie
Trichloressigsäure

Chemotherapie
Podophyllotoxin

Antivirale Therapie
Cidofovir[a]
Interferon α, β (γ)

Immuntherapie
Interferon α, β (γ)
Imiquimod
HPV-Impfstoffe[a]

Experimentielle Therapie[a]
Photodynamische Therapie

[a] Nicht zugelassene Arzneimittel/Therapieformen.

Unabhängig von der gewählten Therapie kann HPV-DNA trotz erfolgreicher Therapie im Gewebe latent verbleiben und zum Wiederauftreten sichtbarer Läsionen führen. Nach zunächst erfolgreicher Therapie kommt es bei mindestens 20–70% (kontrollierte Studien) der behandelten Patienten innerhalb von 6 Monaten erneut zur Warzenbildung.

Empfehlenswerte Therapie externer anogenitaler Warzen

Im einfachsten Fall kann die Behandlung vom Patienten selbst durchgeführt werden. Sogenannte Selbsttherapieverfahren umfassen Podophyllotoxin-Lösung, Podophyllotoxin-Creme, Imiquimod-Creme und die adjuvante Interferon-Gel-Therapie. Verfahren der Selbsttherapie

Tabelle 2. Empfohlene Therapieverfahren. Richtlinien des European Course on HPV-Associated Pathology[a]

Selbsttherapie	Ärztliche Therapie
Podophyllotoxin (0,15%-Creme, 0,5%-Lösung) Imiquimod-Creme (5%-Creme) Interferon beta Gel (0,1 Mio. I.E./g) adjuvant[b]	Trichloressigsäure ($\leq$85%-Lösung) Kryotherapie Elektrochirurgie/Laser/Kurretage/ Scherenschlagexzision Interferon intraläsional oder Interferon systemisch (zyklisch) und adjuvant[b]

[a] Literatur: von Krogh et al.; [b] nach chirurgischer Entfernung mit Laser, Kryotherapie oder Elektrokauter.

sind von Verfahren abzugrenzen, die vom Arzt verwendet werden (s. Tabelle 2).

Selbsttherapie

Podophyllotoxin 0,5% Lösung, Podophyllotoxin 0,15% Creme. Podophyllotoxin 0,5% Lösung wird vom Patienten mittels eines Wattetupfers, Podophyllotoxin 0,15% Creme mit dem Finger zweimal täglich über 3 Tage auf die genitalen Warzen aufgetragen. Anschließend 4 Tage Pause. Wiederholung bis zu maximal 4 Zyklen. Maximal therapierbare Warzenfläche: 10 cm^2, maximale Tagesdosis: 0,5 ml. Empfehlenswert bei noch nicht behandelten Genitalwarzen.

Imiquimod 5% Creme. Lokaltherapie der Genitalwarzen dreimal pro Woche nachts über ca. 8 Stunden bis zu maximal 16 Wochen. Es wird empfohlen, das behandelte Areal 6–10 h später mit Wasser abzuwaschen. Empfehlenswert bei noch nicht behandelten Genitalwarzen der genitalen und perianalen Haut, besonders der Schleimhautareale.
  Vorteil: Geringe Rezidivrate von ca. 20%.

Lokale adjuvante Interferon beta-Gel Therapie nach Abtragung anogenitaler Warzen. Die Lokaltherapie nach Abtragung externer anogenitaler Warzen mit dem Elektrokauter oder CO$_2$-Laser besteht im fünfmaligen Auftragen von Interferon beta Gel (0,1 Mio. I.E./g Gel) pro Tag über die Dauer von 4 Wochen. Empfehlenswert bei umschriebenen rezidivierenden Genitalwarzen ($\leq$10 cm^2).

Kontraindikationen und Probleme der Selbsttherapie. Podophyllotoxin, Imiquimod und Interferon beta Gel sind während der Schwangerschaft kontraindiziert.

Bei Behandlung mit Podophyllotoxin oder Imiquimod multipler Warzen im Präputialbereich kann es zu schmerzhaften Erosionen in Vorhautbereich kommen. In diesem Fall ist immer eine Lokalbehandlung durch den Arzt erforderlich.

Ärztliche Therapie

Trichloressigsäure (80–90%). Trichloressigsäure (TCA) ist eine starke Säure, die zu Zellnekrose führt. TCA wird vom Arzt mit einem Wattetupfer auf die Warzen aufgebracht. Sehr gute Resultate werden bei kleinen, weichen Condylomata acuminata im Schleimhautbereich erzielt. Wiederholung der Therapie im wöchentlichen Abstand.

Nachteil: Brennen und Schmerzen.

Vorteil: Abheilung ohne Narbenbildung. Sichere Anwendung während der Schwangerschaft. Nur in kleinsten Mengen einsetzen. Bei übertriebenem Einsatz ist die Neutralisation mit Natriumbicarbonat nötig.

Kryotherapie. Kälteanwendung mit flüssigem Stickstoff im offenen Verfahren (Sprayverfahren bzw. Wattetupfer) oder über Kontaktkryotherapie (geschlossenes Verfahren = Cryoprobe mit CO_2, N_2O, N2). Wiederholung der Therapie alle 1–2 Wochen!

Chirurgische Verfahren. Entfernung mittels Scherenschlag, Kürettage, Elektrokauter oder CO_2-Laser. Chirurgische Verfahren können als primäre Therapie angewendet werden. Lokale Anästhesie ist immer erforderlich (EMLA). Bei ausgedehnten und rezidivierenden Warzen besteht die Indikation zur Therapie mit Elektrokauter oder Laser.

Vorteil: Kürze der Behandlung.

Bei ausgedehnten Warzen im Vorhautbereich ist meist die Zirkumzision anderen Verfahren vorzuziehen.

Interferon. Interferone sind endogene intrazelluläre Signalproteine, die antivirale, antiproliferative und immunmodulierende Eigenschaften haben und zur Therapie genitaler Warzen erfolgreich intraläsional, systemisch (s.c. i.m.) oder lokal adjuvant verabreicht werden können.

Intraläsionale Interferontherapie. Indiziert bei umschriebenen großen Warzen. Interferon $a2$ wird in die Warze bzw. unter die Warze injiziert (Dosierung 1,0 Mio. I.E. pro Warze/Woche). Die Wirksamkeit ist mit anderen Verfahren vergleichbar.

Nachteil: Die Therapie ist schmerzhaft. Zahlreiche Arztbesuche sind erforderlich.

Adjuvante systemische Interferontherapie zur Rezidivprophylaxe. Abtragung der genitalen Warzen mittels Elektrokauter oder Laser. Direkt im Anschluss Beginn der adjuvanten systemischen Immuntherapie über 3 Zyklen mit täglich subkutaner Applikation von Interferon $a2$ über eine Woche (Tagesdosis 1–3 Mio. I.E. Interferon $a2$), gefolgt von einer vierwöchentlichen Therapiepause zwischen jedem Zyklus. Im Vergleich zur adjuvanten kontinuierlichen Interferon-$a2$-Therapie ist die Wirksamkeit der Intervalltherapie in einer placebokontrollierten Studie nachgewiesen worden. Indiziert bei häufig rezidivierenden ausgedehnten Genitalwarzen (befallene Fläche > 10 cm^2).

Nachteil: Systemische, z.B. grippeähnliche Nebenwirkungen, die allerdings oft nur am Anfang der Therapie auftreten.

Empfehlenswerte Therapie genitaler Warzen bei spezieller Lokalisation

Meatus urethrae. Kryotherapie mit flüssigem Stickstoff, chirurgische Verfahren (CO$_2$-Laser oder Elektrokauter).

Nachteil: Stenosegefahr, Adläsionen.

Analkanal. Kryotherapie mit flüssigem Stickstoff. TCA (nur bei kleinen Condylomata acuminata) oder über chirurgische Verfahren (CO$_2$-Laser oder Elektrokauter).

Nachteil: Stenosegefahr.

Vagina. Kryotherapie (nur flüssiger Stickstoff; Cryoprobe kontraindiziert), TCA oder chirurgische Verfahren (CO$_2$-Laser, Elektrokauter).

Vorsicht: Perforationsgefahr.

Cervix uteri. Konsultation eines Experten ist immer erforderlich. Vor jeglicher Therapie ist eine histologische Untersuchung indiziert.

Problemsituationen

Schwangerschaft

Podophyllotoxin, Imiquimod und Interferon sind während der Gravidität kontraindiziert. Bei kleineren Warzen ist die Therapie mit TCA sicher und effektiv. Außerdem können die Kryotherapie, der CO_2-Laser und der Elektrokauter eingesetzt werden. Eine Sectio caesarea ist nur bei Verlegung der Geburtswege indiziert.

Kindheit

Condylomata acuminata bei Kindern können hinweisend für sexuellen Missbrauch sein. Bei der Behandlung sollte immer ein Kinderarzt und ein speziell erfahrener Kinderpsychologe hinzugezogen werden. Bei umschriebenen Warzen ist Kryotherapie, bei disseminierten Warzen die Entfernung mit Elektrokauter oder Laser in Intubationsnarkose empfehlenswert.

Immunsupprimierte Patienten

Genitalwarzen treten meist disseminiert auf und rezidivieren oft trotz anfänglicher erfolgreicher Therapie. Außerdem wird häufig eine Entartung zu Stachelzellkarzinomen beobachtet. Therapie der Wahl ist die operative Entfernung. Die Therapie mit Elektrokauter oder Laser ist nur bei histologischer Sicherung der Diagnose indiziert.

Schwere intraepitheliale Neoplasie – Carcinoma in situ

Der Morbus Bowen und die Erythroplasie de Queyrat sollten operativ entfernt werden. Die bowenoide Papulose kann nach histologischer Sicherung der Diagnose auch mittels CO_2-Laser oder Elektrokauter abgetragen werden. Bei Lokalisation in behaarten Bereichen ist auch hier immer die operative Entfernung indiziert. Sorgfältige Nachsorge ist empfehlenswert.

Therapie des Sexualpartners

Das Zervixkarzinom wird von der WHO als sexuell übertragbare Erkrankung gewertet, wobei die genitalen „High-risk"-HPV-Typen HPV 16 und HPV 18 als kausale Faktoren eingestuft werden. Der Partner eines Patienten mit Genitalwarzen oder CIN, PIN, VIN, VAIN, AIN sollte klinisch untersucht und bei nachweisbaren sichtbaren Warzen oder HPV-assoziierten Läsionen entsprechend behandelt werden.

Subklinische HPV-Infektionen

Bei positiver Essigsäurereaktion ist die Wiederholung des Essigsäure-
tests nach ca. 2–4 Monaten erforderlich. Bei erneuter Weißreaktion ist
eine Biopsieentnahme und die Behandlung entsprechend der histologischen Diagnose indiziert.

Literatur

Center for Disease Control and Prevention (CDC) (1998) Guidelines for treatment of
    sexually transmitted diseases. Morbidity and Mortality weekly Report (MMWR)
    47 RR-1:88–96
Gross G: Klinik und Therapie anogenitaler Warzen und papillomvirus-assoziierter
    Krankheitsbilder. Hautarzt (in Druck)
Gross G, Barrasso R (1997) Human Papillomavirus Infection. A Clinical Atlas.
    Ullstein-Mosby, Wiesbaden Berlin
Gross G, Krogh G von (1997 a) Human Papillomavirus Infections in Dermato-
    venereology. CRC Press, Boca Raton New York London Tokyo
Gross G, Krogh G von (1997 b) Therapy of anogenital HPV-induced lesions. Clin
    Dermatol 15 (3) 7:457–470
Krogh G von, Lacey CJN, Gross G, Barrasso R, Schneider A (2000) European
    Course on HPV-Associated Pathology: Guidelines for the diagnosis and manage-
    ment of anogenital warts. Sex Transm Inf 76:162–168
Maw R (1999) National Guidelines for the management of anogenital warts. Sex
    Transm Inf 75 (Suppl 1):571–575

KAPITEL 12

Kandidose

H. C. Kortung

Synonyma bzw. krankheitsbildbezogene Benennungen

Kandidiasis, Soor; Vulvovaginal-Kandidose, Vaginal-Kandidose, Penis-Kandidose, Vulvo-Vaginitis/Balanoposthitis candidomycetica, Candida-Urethritis.

Erreger

Candida albicans, selten möglicherweise auch Candida (Torulopsis) glabrata und andere Candida species.

Epidemiologie

Die vulvovaginale Kandidose betrifft sehr viele Frauen im Laufe des Lebens ein- oder mehrmals. Eine einmalige Episode wird bei etwa 75% aller Frauen angenommen, zwei oder mehr sollen bei 40–45% zu verzeichnen sein. Bei weniger als 5% der Frauen ist mit einer rezidivierenden Vulvovaginalkandidose zu rechnen.

Klinik

Nach einer Inkubationszeit von oft nur einigen Tagen Juckreiz, Brennen oder gar Schmerzen. Innerhalb der Scheide, nicht selten aber auch im Bereich der Haut der Umgebung Erytheme mit weißlichen Schuppenkrusten, die sich mit dem Holzmundspatel abwischen lassen, unter Umständen Erosionen und insbesondere im Randbereich Papulopusteln; Leitsymptom bei der Frau ist weißlicher Fluor. Beim Mann sind insbesondere Glans und Präputium – speziell auch der Sulcus coronarius – betroffen; bei starker Ausprägung der Erscheinungen kann eine Belgeiturethritis mit Ausfluss auftreten.

Diagnose

Eine orientierende mikroskopische Untersuchung ist möglich. Im Nativpräparat lassen sich im positiven Falle bei 16facher Objektvergrößerung unter Umständen rundlich-ovale Elemente von einigen Mikrometern Durchmesser bzw. fädige Elemente erkennen, die die Kugel- oder Hefen- bzw. die Pseudomycelform des Erregers repräsentieren. Die definitive Diagnose stützt sich auf die Anzüchtung des Erregers auf einem Optimalmedium, Sabouraud- oder Kimmig-Agar. Bei Inkubation bei 37 °C im Brutschrank kommt es binnen weniger Tage zur Ausbildung von halbkugeligen, zunächst an der Oberfläche glatten Kolonien von weißlich-gelblicher Farbe. Zur Unterdrückung von Begleitkeimen kann erwogen werden, im Rahmen der Primärkultur zusätzlich zu dem genannten Medium ein entsprechendes Medium mit antimikrobiellen Wirkstoffen einzusetzen, die aber die anzuzüchtenden Keime idealerweise nicht hemmen dürfen; insbesondere werden Chloramphenicol (gegen Bakterien) und Cycloheximid (gegen sonstige Pilze) eingesetzt. Zum Nachweis von Candida albicans kann Material von der Kultur weiter untersucht werden mittels Keimschlauchtest und Reisagar. Im ersteren Falle werden Pilzelemente bei 37 °C einige Stunden in menschlichem Serum inkubiert und die Kultur dann mikroskopisch untersucht, im positiven Falle lassen sich Keimschläuche als Aussprossung der kugeligen Hefeelemente erkennen. Alternativ kommt in Betracht, eine Subkultur auf einem Mangelmedium, Reisagar, durchzuführen, was zum Auftreten von Dauerformen, sog. Mantel- oder Chlamydosporen, führt, die sich mikroskopisch erkennen lassen. Eine weitere Möglichkeit, Candida albicans zu identifizieren, aber auch andere Candida species, insbesondere auch Candida glabrata, besteht darin, systematisch biochemische Leistungen des Erregers abzugreifen, wie dies in der bunten Reihe möglich ist. Anhand des Kriteriums Verarbeitung unterschiedlicher Nährsubstrate lässt sich in der Praxis insbesondere mit vorgefertigten Reagenzienträgern binnen weniger Tage eine endgültige Diagnose stellen (API 32 C o.ä.).

Resistenzverhalten

Eine Resistenzentwicklung gegenüber Polyenantimykotika ist bislang nicht beschrieben worden, wohl aber ist heute mit Isolaten zu rechnen, die gegen die therapeutisch eingesetzten Azolantimykotika wenig empfindlich oder resistent sind. Insbesondere bei Candida glabrata muss mit vermindertem Ansprechen auf Azole gerechnet werden. Im Rahmen einer optimalen Diagnostik ist deshalb die Erregeridentifikation und anschließende Charakterisierung der In-vitro-Empfindlichkeit gegenüber relevanten Antimykotika sinnvoll. In der Praxis wird hierzu insbesondere der photometergestützte Mikrodilutionstest eingesetzt.

Therapie

Die Behandlung ist im Regelfall zunächst topisch durchzuführen. Dabei müssen alle befallenen Haut- und Schleimhautareale erfasst werde. Je nach Lokalisation und klinischen Veränderungen ist die Arzneiform festzulegen. In vielen Fällen gilt es, gleichzeitig mehrere Formen einzusetzen. Für die Behandlung der Schleimhaut kommen Azole und Polyene in Betracht, für die Behandlung der Haut zusätzlich auch Hydroxypryridone und Allylamine. In großem Umfang wird Clotrimazol eingesetzt. In der Scheide wird der Wirkstoff insbesondere dann gut freigesetzt, wenn Milchsäure beigefügt ist. Als Form empfehlen sich Vaginaltabletten und Vaginalcreme. Die Haut im Genitoanalbereich der Umgebung ist ggf. mit Creme oder Paste, evtl. auch Puder zu behandeln. Soweit begünstigende Faktoren vorliegen, gilt es, sie möglichst auszuschalten. Zu denken ist in diesem Zusammenhang insbesondere an Diabetes mellitus, der Zusammenhang mit dem Einsatz von oralen Kontrazeptiva und Antibiotika gilt demgegenüber als fraglich. Eine zusätzliche Behandlung der Scheide, insbesondere Scheidenspülungen, ist grundsätzlich zu unterlassen.

Insbesondere bei rezidivierender Vulvovaginal-Kandidose erscheint es angezeigt, den Stuhl auf Candida zu untersuchen. Im positiven Falle kommt der Versuch der Darmsanierung in Betracht, durch perorale Zufuhr von Polyenen. In Betracht kommen Nystatin und Amphotericin B, insbesondere in Form von Tabletten. Bei Amphotericin B setzt man über 2–4 Wochen 4×1 Tablette mit 100 mg Wirkstoff ein.

Bei Nichtansprechen auf eine lokale Therapie kommen systemische Antimykotika in Betracht. Eine Einmalbehandlung ist möglich. Hierzu wird 1 Kapsel mit 150 mg Fluconazol peroral verabfolgt. Alternativ kommt die Gabe von 2×1 Tablette Ketoconazol á 200 mg über 5 Tage in Betracht. Im Rahmen eines Heilversuchs eignet sich dieses Schema bei Anwendung während der Menstruation zur Prophylaxe bei chronisch rezidivierender Vulvovaginal-Kandidose.

Behandlung des Sexualpartners

Der Partner sollte untersucht und ggf. behandelt werden.

Liste der Präparate

- Amphotericin B, Ampho-Moronal
- Ciclopiroxolamin, Batrafen
- Clotrimazol, gyno Canesten, Canesten
- Fluconazol, Fungata
- Ketoconazol, Nizoral
- Naftifin, Exoderil
- Nystatin, Nystatin „Lederle"
- Terbinafin, Lamisil

Literatur

Korting HC (1993) Fungal infections of the vulva and vagina. In: Elsner P, Markius J (eds) Vulvovaginits. Marcel Dekker, New York, pp 129–158

Mendling W (1997) Mykosen in der Gynäkologie und Geburtshilfe. In: Jehn U (Hrsg) Klinische Mykologie. ecomed, Landsberg, S 125–164

Centers for Disease Control and Prevention (CDC) (1998) Guidelines for treatment of sexually transmitted diseases. Morbid Mortal Weekly Rep (MMWR) 47 RR1:75–79

KAPITEL 13

Lymphogranuloma venereum

H. Näher

Synonyma

Lymphopathia venerea, Lymphogranuloma inguinale, Durand-Nicolas-Favre-Krankheit.

Erreger

Chlamydia trachomatis Serovar L1–L3; kokkoides, obligat intrazelluläres Bakterium.

Klinik

Nach einer Inkubationszeit von 2–6 Wochen tritt zunächst eine kleine Papel auf, die nach Übergang in eine Seropapel exulzeriert und als Erosion bzw. flaches Ulkus imponiert. Aufgrund nicht vorhandener oder geringer Schmerzhaftigkeit und spontaner Abheilung innerhalb von 10–14 Tagen bleibt die Primärläsion häufig unbemerkt. Von der Primärläsion breitet sich der Erreger über die Lymphbahn zu den regionären Lymphknoten aus. Sitzt die Primärläsion am Penis oder der Vulva, so kommt es zur meist nur einseitigen entzündlichen Schwellung der inguinalen Lymphknoten. Die Haut ist gerötet, der Lymphknoten wirkt teilweise verbacken und schmerzt. Nicht selten schmilzt der entzündete Lymphknoten unter Austritt eines weißlich-grauen, rahmigen Eiters ein. Befindet sich die Primärläsion im Rektum oder in der Vagina, werden die perirektalen und/oder paraortalen Lymphknoten von der Entzündung betroffen. Typischerweise lassen sich in diesem Fall auf der Innenseite der Beckenschaufel die geschwollenen Lymphknoten tasten. Das Stadium der Lymphknotenschwellung kann mit Allgemeinsymptomen einhergehen, die sich in Form von Fieber, Abgeschlagenheit, Kopfschmerzen, Erbrechen, Gelenk- und Muskelschmerzen äußern. Weitere Komplikationen sind Meningitis, Hepatosplenomegalie oder Perikarditis. Das Spätstadium der Erkrankung ist durch Elephantiasis genitalium und/oder den sog. anorektalen Symptomenkomplex gekennzeichnet. Bei ersterer kommt es durch langandauernde Geschwürbildung mit Strikturen und Fibrosen zur Obstruktion lymphatischer Gefäße, die in einem umschriebenen monströsen Anschwellen der äußeren Genitalorgane resultieren kann. Der anorektale Symptomenkomplex ist durch perianale Abszesse, rektovaginale, rektovesikale und/oder ischiorektale Fisteln und Rektumstrikturen gekennzeichnet und geht mit einer Stenosierung des Enddarmes einher, die zu Darmentleerungsstörungen führt. Häufig bestehen in diesem Stadium auch Störungen des Allgemeinbefindens.

Diagnose

Bei typischem klinischen Befund ist der Nachweis eines Anstiegs über 4 Titerstufen bzw. ein hoher Titer von Anti-Chlamydienantikörpern mit Komplementbindungsreaktion (KBR), dem Immunfluoreszenz-Test (IFT), dem Immunperoxidase-Test (IPA) oder dem Enzymimmunoassay (EIA) am zuverlässigsten. Allerdings lassen sich mit keinem der genannten kommerziell verfügbaren Verfahren Serovar-L1-L3-spezifische Antikörper nachweisen, vielmehr werden auch Antikörper gegen C. trachomatis Serovars A–K sowie gegen C. psittaci und gegen C. pneumoniae erfasst.

Beweisend ist der Erregernachweis, der jedoch mit keinem der zur Verfügung stehenden Verfahren ohne Einschränkung möglich ist.

Aus Bläscheninhalt der Primärläsion, Lymphknotenpunktat oder Buboneneiter kann die Anzüchtung des Erregers in der Zellkultur (z. B. McCoy Zellen) und Nachweis der Einschlüsse mit fluoreszierenden monoklonalen Antikörpern versucht werden. Allerdings ist eine Schädigung der Zellkultur durch putrides Abstrichmaterial häufig. Die Nachweisrate ist außerdem von den Transportbedingungen abhängig: In Saccharosephosphat-Transportmedium bei 4 °C ist der Erreger einen Tag lang haltbar. Deshalb muss die Inokulation der Zellkultur innerhalb dieses Zeitraums erfolgen oder das Abstrichmaterial bei −70 °C aufbewahrt werden.

Der Versuch des immunologischen Direktnachweises in o. g. Abstrichmaterial mittels fluoreszierender monoklonaler Antikörper (fixiertes Material auf Objektträger) ist ebenfalls möglich. Es muß jedoch mit falsch-negativen und falsch-positiven Ergebnissen gerechnet werden.

Der Nachweis der C. trachomatis-Serovars L1-L3 mit der PCR oder der LCR ist prinzipiell möglich, allerdings ohne Spezifität für diese Serovars. Da diese Testverfahren jedoch nicht für die Diagnose dieses Krankheitsbildes evaluiert sind, ist ebenfalls mit falsch-positiven und falsch-negativen Ergebnissen zu rechnen.

Resistenzverhalten von Chlamydia trachomatis

Resistenzentwicklungen gegenüber Tetrazyklinen und Erythromycin sind bisher nicht bekannt geworden.

Therapie

Gegen Chlamydia trachomatis sind nur zellgängige Antibiotika wirksam. Bewährte Therapieverfahren s. Tabelle 1.

Auch Erythromycin und Sulfonamide sind wirksam. Allerdings fehlen vergleichbar umfangreiche Erfahrungen. Mit Erythromycin 500 mg 4×täglich für 21 Tage oder mit Sulfamethoxazol 1 g 2×täglich für 21 Tage wurde erfolgreich behandelt. Von den Erythromycinderivaten ist Erythromycinäthylsuccinat besonders gut verträglich. Mit Sulfamethoxazol in der verfügbaren Kombination von 800 mg Sulfamethoxazol und 160 mg Trimethoprim (Trimethoprim/-Sulfamethoxazol) sind bei 2×täglicher Gabe gleichgute Resultate zu erzielen. Vorteile im Hinblick auf die Compliance dürfte Azithromycin bieten. In Analogie zur urogenitalen C. trachomatis-Infektion mit Serovar D-K müssten

Tabelle 1. Perorale Behandlung

Präparat	Dosierung	Behandlungsdauer
Doxycyclin	2×100 mg oder	21 Tage
Tetracyclin-HCl	4×500 mg	21 Tage

100 mg/Woche für 3 Wochen wirksam sein. Allerdings liegen hierzu keine Erfahrungen vor.

Therapie in der Schwangerschaft

Aufgrund der Kontraindikation für Tetrazykline erfolgt die Therapie mit Erythromycinäthylsuccinat in den oben genannten Dosen. Bei Allergie oder sonstiger Unverträglichkeit auf Erythromycin gibt es bisher keine ausreichend geprüfte Behandlungsalternative. Bei ausschließlich gastrointestinaler Unverträglichkeit kann 500 mg Erythromycinlactobionat 4×täglich i.v. verabreicht werden.

Behandlung des Sexualpartners

Wegen des Infektionsrisikos sollten Sexualpartner untersucht und bei Verdacht auf bestehende Infektion behandelt werden. Kontrolluntersuchung nach 3 Monaten empfohlen.

KAPITEL 14

Proktitis

B. H. Lenhard

Unter Proktitis versteht man entzündliche Schleimhautveränderungen der anorektalen Übergangszone und der distalen Rektummukosa (~10 cm ab ano) unspezifischer Art, im Zuge einer chronisch-entzündlichen Darmerkrankung (CED), oder vor dem Hintergrund eines infektiösen Geschehens.

Proktitiden bei sexuell übertragbaren Erkrankungen werden selten beschrieben, da diese Infektionsmöglichkeit häufig nicht in die differentialdiagnostischen Überlegungen einfließt und keine Erregersuche angestrebt wird.

Chlamydien-Proktitis

Erreger

Chlamydia trachomatis Serovar D-K. Siehe Chlamydia-trachomatis-Infektionen (D-K).

Klinik

Diskrete Rötung des distalen Rektumsaums und der anorektalen Übergangszone. Meist symptomarmer (Druckgefühl, frustraner Stuhldrang) oder asymptomatischer Verlauf.

Diagnostik

Schleimhautabstrich bzw. -biopsie über das Proktoskop.

Immunologischer Direktnachweis mittels Enzymimmunoassay bei rektaler Beteiligung nicht geeignet. Siehe Chlamydia trachomatis-Infektionen (D-K).

Therapie

Siehe Chlamydia trachomatis-Infektionen (D-K).

Proktitis bei Lymphogranuloma venereum

Erreger

Chlamydia trachomatis Serovar L1-L3. Siehe Chlamydia-trachomatis-Infektionen (L1-L3).

Klinik

Nach spontaner Abheilung der Primärläsion im Anorektalbereich Entstehung einer Lymphangitis bzw. -adenitis der iliakalen und anorektalen Lymphknoten (Bubonen-Stadium) mit eitriger Einschmelzung und Fistelbildung. Mit Erreichen des Spätstadiums (genito-anorektales Syndrom) hämorrhagisch-eitrige sowie ulzerierende Schleimhautveränderungen. Fieber, Tenesmen, Blut-, Eiter- und Schleimabgänge. Im weiteren Verlauf Ausbildung perirektaler Abszesse und Fisteln mit Rektumstenosen und -strikturen (anorektaler M. Nicolas-Favre).

Diagnostik

Siehe Chlamydia-trachomatis-Infektionen (L1-L3).

Therapie

Siehe Chlamydia-trachomatis-Infektionen (L1-L3). Gegebenenfalls chirurgische Intervention (Abszessfreilegung, Fistelexzision, Rektumresektion).

Behandlung bei HIV-Infektion

Gleiches Dosierungsschema bei evtl. verlängerter Therapiedauer.

Proktitis bei Granuloma inguinale

Erreger

Calymmatobacterium granulomatis. Siehe Granuloma inguinale.

Klinik

Schmerzlose ulzerative Granulome (blutend) in der anorektalen Übergangszone. Keine LK-Beteiligung.

Diagnostik

Entnahme von Biopsiematerial über das Proktoskop. Siehe Granuloma inguinale.

Therapie

Siehe Granuloma inguinale.

Behandlung bei HIV-Infektion

Gleiches Therapieschema, evtl. parenterale Gabe von Gentamycin.

Anorektale Syphilis

Erreger

Treponema pallidum. Siehe Syphilis.

Klinik

- *L I*: PA in der anorekalen Übergangszone und selten im Bereich des distalen Rektumsaums. Geringe Umgebungsreaktion. Keine Schmerzsymptomatik. Peranale Sekretion mit folgendem, toxisch-irritativem Analekzem. Inguinale Lymphknotenschwellung.
- *L II*: Anorektale Condylomata lata.
- *L III*: Gummata im gesamten Kolonverlauf.

Diagnostik

Entnahme von Reizsekret mittels Biopsiezange über das Proktoskop bzw. Rektoskop. Siehe Syphilis.

Therapie

Siehe Syphilis.

Anorektale Gonorrhö

Erreger

Neisseria gonorrhoeae.
Siehe Gonorrhö.

Klinik

Das distale Rektum und der anorektale Übergangsbereich sind gerötet und eitrig belegt (Kryptitis/Papillitis). Keine Ulzerationen.

Bei schlaffem Sphinktertonus Übertritt des gelblich-eitrigen Sekrets in die Perianalregion mit folgendem toxisch-irritativem Analekzem.

Tenesmen, Druckgefühl sowie Blut- und Schleimauflagerungen. Perianal Juckreiz und Brennen wegen der Sekundärveränderungen.

Häufig symptomarmer Verlauf.

Diagnostik

Entnahme von eitrigem Sekret über das Proktoskop.
Siehe Gonorrhö.

Therapie

Siehe Gonorrhö.

Proctitis herpetica (HSV-Proktitis)

Erreger

Herpes-simplex-Virus (HSV).
Siehe Herpes genitalis.

Klinik

Ödematös-hämorrhagische Schleimhaut des distalen Rektums mit flachen, ulzerierenden Läsionen, die konfluieren und Eiterauflagerungen tragen. Vergröbertes Mukosarelief.

Starkes Krankheitsgefühl, Fieber, blutig-schleimiger Stuhl, intraanaler Druckschmerz und Tenesmen. Stuhlentleerungsstörungen, schmerzhafte Lymphknotenschwellung (inguinal).

Eventuell perianale Ulzerationen.

Diagnostik

Direkter Erregernachweis durch Abstrichentnahme aus frischen, vesikulösen Schleimhautveränderungen über das Proktoskop bzw. Rektoskop.
Siehe Herpes genitalis.

Therapie

Siehe Behandlung des Herpes genitalis, Behandlung bei HIV-Infektionen s. Tabelle 1.

Tabelle 1. Behandlung bei HIV-Infektion

Präparat	Dosierung	Behandlungsdauer
Aciclovir	5×400 mg oder	Bis Symptomfreiheit
Famciclovir	2×500 mg	Bis Symptomfreiheit

Anorektale Condylomata acuminata

Erreger

Humanes Papillomvirus (HPV).
Siehe Condylomata acuminata.

Klinik

Intraanal kleinste porzellanfarbene Papeln in einzelstehender oder beetartiger Anordnung. Im Extremfall ist der anale Kanal von kondylomatösen Effloreszenzen austapeziert.

Rektal flache beetartige Kondylomfelder von rötlicher Färbung im Bereich des distalen Rektumsaumes und der Hämorrhoidalkomplexe. Keine entzündliche Umgebungsreaktion.

Häufig *ohne* perianale Manifestation.

Diagnostik

Klinischer Aspekt. Touchieren mit 3–5% Essigsäure.
Histologie und Virustypisierung nach Probeexzision.
Siehe Condylomata acuminata.

Therapie

Elektrokaustische oder laserchirurgische Abtragung unter größter
Schonung nicht betroffener Anodermanteile (cave sensorische Kon-
tinenzeinschränkung!). Stets vollständige und einzeitige Entfernung;
ggf. postoperative Dehnung des Analkanals. Engmaschige Kontrolluntersuchungen (3-wöchig) mit Abtragung von Rezidiven.

Keine intraanale oder rektale Anwendung von Podophyllotoxin
oder Imiquimod.

Präoperative Partneruntersuchung.

Bei hoher Rezidivneigung evtl. Therapie mit Interferon a (s. Condylomata acuminata)

Literatur

Center for Disease Control and Prevention (CDC) (1998) Guidelines for treatment
    of sexually transmitted diseases. Morbidity and mortality Weekly Report
    (MMWR) 47RR:1–47
Clinical Effectiveness Group (Association of Genitourinary Medicine and the
    Medical Society for the Study of Veneral Diseases) (1999) National guideline for
    the management of chlamydia trachomatis genital tract infection. Sex Transm
    Inf 75 (Suppl 1):4–8
Faro S (1990) Lymphogranuloma venereum, chancroid and granuloma inguinale.
    Obstet Gynecol Clin North Am 16:517–553
Stein E (1998) Proktologie, Lehrbuch und Atlas. Springer, Berlin Heidelberg New
    York Tokyo

KAPITEL 15

Salpingitis

U. B. Hoyme

Synonyma

Adnexitis, Pelvic Inflammatory Disease (PID).

Errerger

Chlamydia trachomatis, Neisseriae gonorrhoeae, Aerobier, Anaerobier, insbesondere Keime der bakteriellen Vaginose (die auch eine wesentliche Disposition darstellt), evtl. auch Mykoplasmen.

Epidemiologie

Die Salpingitis kommt infolge Aszension einer zervikalen Infektion via Endometritis zustande. Die Erkrankung betrifft typischerweise die sexuell aktive, junge, nicht Barrieremethoden zur Kontrazeption nutzende Frau mit häufigem Partnerwechsel bzw. bei Partner mit häufigem Partnerwechsel. Die Inzidenz ist in den westlichen industrialisierten Ländern derzeit stark rückläufig.

Diagnostik

Der klinische Verdacht auf eine Salpingitis ergibt sich bei Unterbauchschmerzen, vermehrtem Ausfluss (als Zeichen der Zervizitis) sowie bei druckempfindlichen, evtl. verdickten Adnexen. Im klassischen Fall sind die Entzündungsparameter erhöht (Blutsenkungsreaktion >15 mm/h, Leukozytose, CRP), und es besteht Fieber. Die Salpingitis kann aber auch so larviert verlaufen, dass sie von der Patientin nicht bemerkt wird bzw. im Nachhinein anamnestisch auch nicht mehr zu erheben ist, was für die Sterilitätsdiagnostik von erheblichem Belang sein kann.

Die Erkrankung ist nur mittels Laparoskopie zweifelsfrei zu erkennen (Hyperämie der Tubenserosa, Ödem der Tubenwand, Exsudat auf der Tubenserosa bzw. aus den Ostien hervorquellend). Zugleich ermöglicht die Endoskopie die differentialdiagnostische Abwägung, die Bewertung des Schweregrades der Erkrankung, die Gewinnung der relevanten mikrobiologischen Proben sowie den Einstieg in die Therapie, z.B. Adhäsiolyse, Abszessdrainage. Mit klinischen Mitteln ist die Salpingitis nur im Ausnahmefall mit dieser Sicherheit nachzuweisen.

Therapie

Die Hospitalisation muss nach Möglichkeit wie bei jeder anderen intraabdominalen Infektion stets und für die gesamte Dauer der Therapie erfolgen, insbesondere aber bei den unten genannten Indikationen:
- Diagnose nicht gesichert
- chirurgischer Notfall (Appendizitis, ektope Gravidität) nicht auszuschließen
- Verdacht auf pelvinen Abszess
- Schwangerschaft (extrem selten)
- Patientin präpubertal bzw. Kind (selten)
- schwere Verlaufsform der Infektion
- Patientin kann oder wird ambulante Therapie nicht befolgen oder vertragen
- Versagen ambulanter Behandlung
- Verlaufskontrolle während der ersten 3 Tage nicht gewährleistet
- Kinderwunsch.

Besondere Bedeutung muss der Hospitalisation von Jugendlichen beigemessen werden, da deren Therapieakzeptanz häufig ungenügend ist. Die Folgezustände der Salpingitis (Abzedierung, tubare Sterilität, ektope Gravidität, chronische Unterbauchbeschwerden) können aber besonders schwerwiegend sein. Ein weiteres Argument für die Hospitalisation ist auch, dass nur auf diese Weise die derzeit mehrheitlich geforderte initial parenteral zu verabreichende Antibiose möglich ist. Vor dem o.g. Hintergrund ist die Entscheidung für ambulante Diagnostik und Therapie nur individualisiert zu treffen.

Therapieempfehlungen zeigt die folgende Übersicht.

Therapieschemata

Empfehlung 1
- *In der Klinik:*

Clindamycin und	4×600 mg i.v. für ≥4 Tage[a]
Tobramycin/Gentamycin	2 mg/kg initial i.v., dann
	Tagesdosis 2-3 (5) mg/kg für ≥4 Tage[a]

- *Nach der Entlassung:*

Clindamycin	4×300 mg p.o. für 10–14 Tage

Empfehlung 2
- *In der Klinik:*

Chinolon, z.B. Ofloxacin	2×200 mg
oder	
Ciprofloxacin	2×500 mg i.v. für ≥4 Tage[a]
und Metronidazol	2×500 mg i.v. für ≥4 Tage[a]

- *Nach der Entlassung oder bei ambulanter Behandlung:*

Ofloxacin oder	2×200 mg
Ciprofloxacin	2×500 mg
und Metronidazol	2×500 mg p.o. für 10–14 Tage

[a] Oder mindestens 48 h nach klinischer Besserung.

Der Wert einer zusätzlichen Therapie mit Kortikosteroiden ist bisher noch nicht nicht ausreichend belegt, jedoch wahrscheinlich. Bezüglich Antiphlogistika oder physikalischer Maßnahmen liegen keine kontrollierten Studien vor. Auf die adäquate antimikrobielle Behandlung sollte in keinem Falle verzichtet werden. Die Partnertherapie ist beim Nachweis von N. gonorrhoeae oder C. trachomatis obligat.

Ein IUD in situ sollte vor der Therapie entfernt werden, obwohl der Einfluss dieser Maßnahme auf den Krankheitsverlauf nicht untersucht bzw. nicht bekannt ist. Die Kontrazeption muss neu besprochen werden; günstig ist die Anwendung von Ovulationshemmern, da diese das Erkrankungsrisiko überwiegend reduzieren und deshalb der Rezidivprophylaxe dienen.

Literatur

Centers for Disease Control and Prevention (1998) Guidelines for treatment of sexually transmitted diseases. MMWR 47:79–86

Hoyme UB (1996) Aktuelles Konzept der Pathogenese, Diagnostik und Therapie der Adnexitis. Gynäkologe 2:88–95

Vogel et al (1999) Parenterale Antibiotika bei Erwachsenen. Chemother J 8:2–49

KAPITEL 16

Sexuell übertragbare Krankheiten im Kindesalter

P. K. Kohl

Die folgenden Empfehlungen beschränken sich auf die Abklärung von sexuell übertragbaren Krankheiten im Kindesalter. Die psychosozialen Aspekte eines sexuellen Missbrauchs von Kindern sind wichtig, können aber hier nicht abgehandelt werden.

Bei der Aufarbeitung einer sexuell übertragbaren Krankheit im Kindesalter trifft den Arzt eine besondere Verantwortung, wobei rechtliche und berufsrechtliche Bestimmungen sorgfältig zu beachten sind. Die Berücksichtigung des Alters des Kindes, des sexuell übertragbaren Erregers und der Lokalisation der Infektion kann zur Abschätzung des Verdachtes auf sexuellen Missbrauch eines Kindes beitragen. Die Möglichkeit eines sexuellen Missbrauchs sollte in Betracht gezogen werden, wenn keine offensichtlichen Risikofaktoren für eine Infektion identifiziert werden können.

Wenn der Nachweis eines sexuell übertragbaren Erregers den einzigen Hinweis auf einen sexuellen Missbrauch eines Kindes darstellt, sollten die Befunde bestätigt und die Konsequenzen sorgfältig bedacht werden. Es ist zu bedenken, dass genitale oder rektale Infektionen mit *Chlamydia trachomatis* auch partal erworben werden und bis zu 3 Jahre persistieren können. Weiterhin ist zu beachten, dass genitale Warzen, eine bakterielle Vaginose, Mykoplasmen und eine Hepatitis B auch bei Kindern, die nicht missbraucht worden sind, diagnostiziert werden können.

Die Entscheidung, ein Kind auf sexuell übertragbare Krankheiten zu untersuchen, muss auf einer individuellen Grundlage getroffen werden. Eine starke Indikation zur Untersuchung eines Kindes auf sexuell übertragbare Krankheiten stellen folgende Situationen dar:

- Der mutmaßliche Täter ist bekannterweise an einer sexuell übertragbaren Krankheit erkrankt oder es besteht ein hohes Risiko, dass er eine sexuell übertragbare Krankheit haben könnte.

- Das Kind hat Symptome einer Infektion, die sexuell erworben sein könnte.
- Die Prävalenz von sexuell übertragbaren Krankheiten in der Bevölkerung ist hoch.
- Es bestehen Hinweise auf eine orale oder genitale Penetration oder Ejakulation
  und/oder
- es bestehen sexuell übertragbare Krankheiten bei Geschwistern oder anderen Kindern im Haushalt.

Folgendes Vorgehen erleichtert die differenzierende Abklärung (s. auch Tabelle 1).
- Visuelle Inspektion der oralen, genitalen und perianalen Bereiche des Kindes auf sexuell übertragbare Krankheiten. Das Kind ist einer allgemeinen körperlichen Untersuchung auf mögliche Zeichen einer Kindesmisshandlung wie z. B. Verletzungen, Hämatome, Schürfwunden usw. zu unterziehen. Die Anfertigung von Photos, evtl. auch von kolposkopischen Aufnahmen, empfiehlt sich.
- Alle möglichen Infektionsorte, genital, anal und oral/pharyngeal sind, unabhängig vom Vorhandensein klinischer Erscheinungen, auf sexuell übertragbare Erreger zu untersuchen.

Tabelle 1. Venerologische Abklärung bei Verdacht aus sexuellen Missbrauch eines Kindes

Präparate	Färbepräparat (nach Gram) [gram-negative Diplokokken, Schlüsselzellen] Nativpräparat [Trichomonas vaginalis, Schlüsselzellen] Dunkelfeldpräparat (aus Reizsekret) [bei Verdacht auf syphilitischen Primäreffekt]
Kulturen	Neisseria gonorrhoeae Chlamydia trachomatis (bzw. DNA-Amplifikation) Trichomonas vaginalis Herpes simplex Virus Typen I und II [bei verdächtigen Läsionen]
Serologie	Treponema pallidum [VDRL, (IgM)-FTA-ABS oder TPHA] Herpes simplex Virus Hepatitis B Virus Humanes Immundefizienz Virus
Biopsie	Genitale Warzen

- Kulturen für *Neisseria gonorrhoeae* sollten bei Jungen pharyngeal, urethral und anal, bei Mädchen pharyngeal, vaginal und anal entnommen werden. Gonokokkenisolate sollten durch wenigstens 2 unterschiedliche Testprinzipien (d.h. biochemisch, enzymatisch oder serologisch) identifiziert werden und für evtl. spätere Testungen verwahrt werden.
- Kulturen für *Chlamydia trachomatis* sollten bei Jungen anal, bei Mädchen vaginal und anal entnommen werden. Falls bei Jungen ein urethraler Ausfluss vorliegt, sollte auch urethral ein Abstrich zur Kultur von *Chlamydia trachomatis* entnommen werden. Die Isolation von *Chlamydia trachomatis* in der Kultur sollte durch den Nachweis von Einschlüssen mit Hilfe von Fluoreszein-markierten monoklonalen Antikörpern bestätigt werden. Chlamydienisolate sollten verwahrt werden. Nichtkulturelle Nachweismethoden sind für die Abklärung einer sexuell übertragbaren Krankheit eines Kindes nicht spezifisch genug. Allerdings könnten DNA-Amplifikationsmethoden eine Alternative darstellen, wenn eine Chlamydienkultur nicht zur Verfügung steht und ein Konfirmationstest mit alternativer Amplifikation möglich ist.
- Serumproben sollten zur sofortigen Untersuchung und zur Aufbewahrung für zukünftige Analysen abgenommen werden.
- Die Entscheidung, einen HIV-Test beim Kind durchzuführen, sollte in Abhängigkeit von der Wahrscheinlichkeit einer HIV-Infektion beim Täter gemacht werden. Über die Wirksamkeit und Sicherheit einer postexpositionellen Prophylaxe bei Kindern gibt es nicht genügend Erfahrungen.
- Die Untersuchungen können zu einem späteren Zeitpunkt (2 Wochen, 3 Monate nach dem Ereignis) wiederholt werden. Bei fehlendem Fluor kann Material mit Hilfe einer Spülung gewonnen werden.
- Wenn der Verdacht erst durch den zufälligen Nachweis eines bestimmten sexuell übertragbaren Erregers entstand, sollte auch nach anderen sexuell übertragbaren Erkrankungen klinisch, serologisch und kulturell gefahndet werden. Bei Verdacht auf HPV-Infektion kann es aus Gründen der Beweiskette sinnvoll sein, eine Biopsie zur histologischen Untersuchung und Typisierung durchzuführen. Untersuchung und Probenentnahmen sollten durch eine Person durchgeführt werden, die Erfahrung im Umgang mit der Problematik hat.

- Die Behandlung des Kindes sollte unter stationären Bedingungen erfolgen. Unter stationären Bedingungen kann die Anamnese in Ruhe komplettiert werden, die Durchführung und der Erfolg der Therapie besser beurteilt und schließlich das Kind vor einem evtl. fortgesetzten Missbrauch geschützt werden.
- Der Arzt, der eine sexuell übertragbare Krankheit bei einem Kind feststellt, sollte sich mit den ihm zur Verfügung stehenden und zumutbaren Mitteln bemühen, die Infektionsquelle zu ermitteln. Diese Maßnahme sollte völlig unabhängig von den klinischen Erscheinungen der Kontaktpersonen durchgeführt werden.
- Die interdisziplinäre Zusammenarbeit zwischen Hausärzten, Kinderärzten, Kinder- und Jugendpsychiatern, Dermatovenerologen, Kindergynäkologen, -psychologen und Sozialarbeitern ist anzustreben. Ansprechstellen sind hier Kinderkliniken, Kinder- und jugendpsychiatrische Kliniken, psychologische Beratungsstellen, soziale Dienste der Jugendämter, die von Trägern der freien Wohlfahrtspflege eingerichteten Beratungsstellen und der Deutsche Kinderschutzbund. In einigen Zentren sind Kinderschutzambulanzen eingerichtet worden.

Literatur

Centers for Disease control and Prevention (1998) Guidelines for treatment of sexually transmitted diseases-Sexual assault or abuse of children. MMWR 47 RR-1:111–116

Handley JW, Dinsmore R, Maw R, Corbett D, Burrows H, Bharucha A, Swann A, Bingham JS (1993) Anogenital warts in prepubertal children; sexual abuse or not? Int J STD AIDS 4:271–279

Joachim H (1994/95) Kindesmisshandlung aus rechtsmedizinischer Sicht. In: Fortschritt und Fortbildung in der Medizin, Bd 18. Dtsch Ärzte-Verlag, Köln, S 169–176

Kohl PK, Petzoldt D (1996) Sexuell übertragbare Krankheiten im Kindesalter und sexueller Missbrauch. Dtsch Ärztebl. 93:A-391–394

Pokorny SF (1989) Child abuse and infections. Am J Obstet Gynecol 16:401–415

Robinson AJ (1998) Sexually transmitted organisms in children and child sexual abuse. Int J STD AIDS 9:501–511

KAPITEL 17

Syphilis

N. H. Brockmeyer

Synonyme

Lues, harter Schanker.

Erreger

Die Syphilis wird durch Treponema pallidum, ein 5–15 μm langes, zur Familie der Spirochaetaceae gehörendes, fakultativ anaerobes, spiraliges Bakterium hervorgerufen. Der Teilungszyklus der Spirochaeten beträgt rund 30 h. Die Kontagiosität von Treponema pallidum sinkt wegen der Empfindlichkeit gegen Umwelteinflüsse rasch (Austrocknung, pH-Wert-Schwankung und Temperaturänderung).

Epidemiologie

Klinisch manifestieren sich nur 50–60% der Infektionen. In den USA ist schon seit 1987 ein deutlicher Anstieg der Syphilis-Fallzahlen erkennbar. Auch in Deutschland ist in den venerologischen Zentren eine Zunahme der Syphilisfälle zu beobachten. Der häufigste Übertragungsmodus ist der Geschlechtsverkehr, wichtig ist darüber hinaus der diaplazentare Übertragungsweg. Infektionen durch Bluttransfusionen sind aufgrund der durchgeführten Spendertestungen fast ausgeschlossen, ebenso Infektionen durch Gebrauchsgegenstände.

Klinik

Systemerkrankung, Inkubationszeit 10–90 Tage (durchschnittlich 21 Tage), die aufgrund der persistierenden Infektion chronisch progredient in unterschiedlichen Stadien verläuft. Die Erkrankung kann in jedem Stadium spontan ausheilen, jedoch können auch Erkrankungsstadien übersprungen werden.

Primäre Syphilis (Lues I)

An der Inokulationsstelle entsteht eine dunkelrote Makula, die papulös wird, induriert und zentral nekrotisiert. Daraus entwickelt sich ein schmerzloses, rundes oder ovales, 1–2 cm großes, scharf begrenztes Ulkus (Ulcus durum), das mit einer regionalen Lymphadenopathie einhergeht.

Sekundäre Syphilis (Lues II)

Die systemische Manifestation der Syphilis beginnt 9 Wochen bis 6 Monate post infectionem.

Sie ist gekennzeichnet durch:

- in Intervallen auftretende, zunächst makulöse (Roseola), später makulo-papulöse Exantheme,
- generalisierte Lymphknotenschwellung (Polyskleradenitis).
  Weitere charakteristische Symptome sind Alopecia syphilitica, Plaques muqueuses der Zunge, Condylomata lata genital und perianal, sowie Pigmentveränderungen (Leucoderma specificum). Die sekundären Läsionen heilen unabhängig von der Behandlung innerhalb von 2–10 Wochen ab.

Es können Influenza-ähnliche allgemein Symptome auftreten. Nächtliche Kopfschmerzen als Ausdruck einer frühsyphilitischen Meningitis cerebrospinalis finden sich in 40% der Fälle.

Latenzstadium

Klinisch symptomloses Stadium von 2–5 Jahren Dauer bei fortbestehender Seroreaktivität

- Frühlatenz: Latenzstadium <1 Jahr seit Infektion,
- Spätlatenz: Latenzstadium >1 Jahr seit Infektion.

Tertiärstadium (Lues III; Manifestationsrate 30–40%)

- Monate bis Jahre (3–5 Jahre) nach der Infektion Auftreten von granulomatösen Veränderungen (Gummen) mit der Tendenz zu Ulzeration und narbiger Abheilung, wobei jedes Organ betroffen sein kann.
- Granulomatöse Gefäßveränderungen können zur Mesaortitis luica, bei der Beteiligung von Hirngefäßen zur Lues cerebrospinalis führen.

Quartäre Syphilis (Lues IV)

- *Tabes dorsalis*: chronische Entzündung des ZNS mit Atrophie der grauen Hirnsubstanz, Entmarkung der Hinterwurzel und -stränge des Rückenmarks mit häufigen Symptomen wie lanzinierende Schmerzen, sensorische Ataxie, reflektorische Pupillenstarre und Optikusatrophie.
- Bei der *Paralysis progressiva* finden sich unbestimmte Symptome wie Kopfschmerzen und ausgeprägte psychische Persönlichkeitsveränderungen, daneben Sprachstörungen, Krämpfe, Demenz sowie apoplektische Insulte.

Konnatale Syphilis

Die Übertragung erfolgt in der Regel im 4.–5. Schwangerschaftsmonat.

Abhängig vom Luesstadium der Schwangeren kommt es durch diaplazentare Übertragung zu Abort bzw. Totgeburt.

Beim Säugling sind die wesentlichen klinischen Symptome der Lues connata praecox:

- Rhinitis syphilitica (Coryza syphilitica),
- interstitielle Hepatitis,
- Encephalomeningitis mit Hydrocephalus communicans hypersecretorius,
- die Parrot-Pseudoparalyse (ulnare Epiphysenlösung durch eine Osteochondritis syphilitica).

Die typischen Stigmata der Lues connata tarda sind:
Sattelnase, Parrot-Furchen (streifige Narben perioral) und die 3 Symptome der Hutchinson-Trias: Tonnenzähne, Keratitis parenchymatosa und Innenohrschwerhörigkeit.

Syphilis und HIV-Infektion

Rund 15% der Patienten mit Syphilis haben gleichzeitig eine HIV-Infektion. Bei HIV-infizierten Patienten sind in bis zu 80% der Fälle Syphilis-Antikörper nachweisbar.

Bei allen Patienten mit einer Syphilis-Diagnose sollte daher eine HIV-Infektion ausgeschlossen werden.

Diagnostik

Mikroskopischer Erregernachweis

Dunkelfelduntersuchung des Reizsekrets, das aus dem Ulkus des Primäraffektes oder von Effloreszenzen des Sekundärstadiums gewonnen wird. Pathogene von nicht pathogenen Treponemen zu differenzieren, ist durch den DFA-TP, einer Kombination aus Dunkelfeld und Fluoreszenz-Untersuchung mittels spezifischen monoklonalen Antikörpern, gegeben. Eine weitere Möglichkeit ist die Silberfärbung (Warthin-Starry oder Steiner) eines histologischen Präparates.

Serologische Tests

Nicht spezifische treponemale Tests

Standardnachweismethoden sind der Venereal-Disease-Research-Laboratories-Test (VDRL-Test) und der Rapid-Plasma-Reagin-(RPR-Flockungstest), mit denen sowohl IgM als auch IgG-Antikörper nachgewiesen werden. Die wesentliche Antigen-Komponente ist neben Lezithin und Cholesterin das Kardiolipin. Lipoidantikörper finden sich ca. 4–6 Wochen nach der Infektion im Serum. Im Sekundärstadium sind die Konzentrationen am höchsten und sinken dann im Latenzstadium wieder ab. Nach erfolgreicher Behandlung wird der VDRL-Titer langsam negativ. Falsch-positive Reaktionen sind assoziiert mit viralen Infektionen, Autoimmunerkrankungen und Malignomen.

Spezifische treponemale Tests

Alle antitreponemalen Antikörpertests differenzieren nicht zwischen den verschiedenen pathogenen Treponema-Species Treponema carateum (Pinta), Treponema pallidum pertenue (Yaws, Frambösie) und Treponema pallidum endemicum (Bejel).

- *Treponema-pallidum-Hämagglutinationstest (TPHA):*
  Die Ergebnisse können als positiv gewertet werden, wenn eine Agglutination bei einer Verdünnung von >1:80 auftritt. 4–5 Wochen nach Infektion wird der Test positiv und bleibt es auch nach adäquat durchgeführter Therapie in der Regel lebenslang. Falsch-positive Reaktionen treten bei gesunden Personen in weniger als 1‰ der Fälle auf.
- *Fluoreszenz-Treponema-Antikörper-Absorptionstest (FTA-Abs-Test):*
  Der FTA-Abs ist ein indirekter Immunofluoreszenz-Antikörper-Test. Der Test wird ungefähr ab der 3. Woche nach einer Infektion reaktiv und bleibt es auch nach erfolgreich durchgeführter Therapie lebenslang. In der Frühphase der Syphilis ist der FTA-Abs-Test der sensitivste Test.
- *IgM-Fluoreszenz-Treponema-Antikörper-Absorptionstest (IgM-FTA-Abs-Test):*
  Selektiver Nachweis von IgM-Antikörpern gegen Treponema pallidum.
- *19-S-IgM-FTA-Abs-Test:*
  Dieser Test beinhaltet eine chromatographische Trennung der IgM-Fraktion des Serums. Die Spezifität beträgt fast 100%.
- *Enzyme-linked-immunosorbent-Assay (ELISA):*
  Die Vorteile der ELISA's bestehen in der automatisierten Testdurchführung unter standardisierten Bedingungen. Aufgrund der vergleichbaren Sensitivität mit dem TPHA-Test bietet sich diese Methode auch für die Durchführung von Screening-Untersuchungen an.
- *Westernblot-Analyse und Polymerase Kettenreaktion (PCR):*
  Beide Tests haben bisher noch keinen entscheidenden Durchbruch bei der Diagnostik der Syphilis ergeben und bleiben besonderen Fragestellungen vorbehalten.

Diagnose der kongenitalen Syphilis
IgG-Antikörper der Mutter sind in der Lage, die Plazenta zu passieren, und sind somit im Serum des Neugeborenen nachweisbar. Die in diesen Fällen postpartal nachgewiesenen Titer sinken spontan. Die Reaktivität nimmt innerhalb von 3–6 Monaten im VDRL- und zwischen 6–12 Monaten im TPHA- und FTA-Abs-Test ab. Ein reaktiver 19-S-IgM-FTA-Abs-Test deutet auf eine Infektion des Neugeborenen hin.

Diagnose der Neurosyphilis

Es gibt keine einzelnen klinischen Symptome, die spezifisch für eine Neurosyphilis sind, somit sind Kriterien zur Diagnostik wesentlich.

Cave! Bei allen Patienten, deren Zeitpunkt der Lues-Infektion unklar ist, sollte eine Liquorpunktion zum Ausschluss einer Neurosyphilis durchgeführt werden. Sämtliche serologischen Syphilis-Tests eignen sich zum Nachweis von treponemalen Antikörpern sowohl im Serum als auch im Liquor cerebrospinalis.

Diagnostische Prinzipien

Bei Verdacht auf eine Syphilis sollte ein unspezifischer und ein spezifischer serologischer Antikörper-Test durchgeführt werden (TPHA-, VDRL-Test). Als Bestätigungs-Tests bieten sich der IgG-FTA-Abs-Test oder der 19-S-IgM-FTA-Abs-Test an, letzterer wird von allen Tests als erster (2 Wochen) post infectionem reaktiv und bleibt dies 3–6 Monate nach einer erfolgreichen Behandlung einer primären Syphilis und bis zu 12 Monate bei Patienten mit fortgeschrittener Syphilis.

Ein Test zur Beurteilung der Behandlungsbedürftigkeit ist der VDRL-Test. Hier weisen Titer >1:8 bei unbehandelten Patienten oder aber eine Erhöhung des Titers um 2 Stufen auf eine Behandlungsbedürftigkeit hin. Der Nachweis eines reaktiven 19-S-IgM-FTA-Abs-Testes bei unbehandelten Patienten oder eine erneute Reaktivität des Testes bei behandelten Patienten bedeutet immer eine Behandlungsbedürftigkeit (Lues non satis curata).

Zur Verlaufskontrolle eignen sich der VDRL-Test oder der 19-S-IgM-FTA-Abs-Test.

Therapie

Penicillin ist der Goldstandard der Syphilistherapie. Es gibt bis zum heutigen Zeitpunkt keinen Hinweis auf eine Resistenz von Treponema pallidum gegen Penicilline. Die WHO gibt als minimale Serumkonzentration 0,018 µg/ml an; diese muss bei der Therapie der frühen Syphilis für 7–10 Tage kontinuierlich erreicht werden.

Es gibt einige andere, wahrscheinlich gut wirksame Antibiotika zur Therapie der Syphilis wie z.B. das Ceftriaxon, hierzu sind allerdings für eine Empfehlung die Studienergebnisse bisher nicht ausreichend.

Therapie der Frühsyphilis

Hierunter werden zusammengefasst die *primäre und sekundäre Syphilis* sowie die *Lues latens seropositiva* bis zum Ende des ersten Jahres post infectionem. Ist der Infektionszeitpunkt nicht sicher zu eruieren, sollte immer wie bei der Spätsyphilis therapiert werden. Es sollte eine intramuskuläre Injektionsbehandlung mit Clemizolpenicillin G (Benzylpenicillin) 1 Mio. IE für 14 Tage durchgeführt werden. Bei Penicillin-Allergie kann mit Doxycyclin 100 mg 2-mal/Tag für 2 Wochen (Cave Schwangerschaft) therapiert werden.

Die Therapie mit Benzathinpenicillin G sollte wegen der beschriebenen Therapieversager, obwohl diese Therapie von den Centers for Disease Control (CDC) als auch von der Weltgesundheitsorganisation (WHO) als Therapie der Wahl angegeben wird, wegen offener Fragen von aufgetretenen Serorezidiven bei asymptomatischer Neurosyphilis nur in Ausnahmefällen durchgeführt werden (Tabelle 1).

Therapie der Spätsyphilis

Therapie der Wahl ist Clemizolpenicillin G 1 Mio. IE intramuskulär für 21 Tage, bei Penicillin-Allergie Doxycyclin 200 mg 2-mal/Tag für 3 Wochen (Cave Schwangerschaft; Tabelle 2).

Tabelle 1. Behandlung derFrühsyphilis

Präparat	Dosierung	Behandlungsdauer
Empfohlene Behandlung:		
Clemizolpenicillin G	1 Mio IE i.m.	14 Tage
Alternative Behandlung:		
Benzathinpenicillin G	2,4 Mio. IE i.m.	einmalig
Doxycyclin	2×100 mg oral	14 Tage

Tabelle 2. Behandlung der Spätsyphilis

Präparat	Dosierung	Behandlungsdauer
Empfohlene Behandlung:		
Clemizolpenicillin G	1 Mio. IE i.m.	21 Tage
Alternative Behandlung:		
Benzathinpenicillin G	2,4 Mio. IE i.m.	Tag 1,8 u. 15
Doxycyclin	2×200 mg oral	21 Tage

Therapie der Neurosyphilis

Die minimale Penicillin-Dosis, die klinisch effektiv in der Behandlung der Neurosyphilis ist, wurde bisher nicht eindeutig definiert. Ebenso finden sich keine Studien, über die tatsächlich notwendige Therapiedauer. Des Weiteren ist der Therapieerfolg von der Klinik abhängig. Dosierungen des Penicillin G von 20–40 Mio. IE täglich scheinen ausreichend für die Behandlung einer Neurosyphilis. Wegen der kurzen Halbwertszeit von intravenös verabreichtem Penicillin sollten die Infusionen 4-stündlich erfolgen (Tabelle 3). Bei bestehender Penicillinallergie ist eine Hyposensibilisierungsbehandlung zu erwägen, da die Wirksamkeit anderer Antibiotika auf die Neurosyphilis bisher nur unzureichend dokumentiert ist.

Therapie in der Schwangerschaft

Die in der Schwangerschaft zu verabreichende Penicillindosis richtet sich nach dem Stadium der Erkrankung. Bei Penicillinallergie ist eine Desensibilisierung gegen Penicillin zu erwägen. Ansonsten verbleibt aufgrund der Kontraindikation für Tetrazykline in der Schwangerschaft nur Erythromycin als alternatives Therapeutikum. Besonders gut verträglich ist Erythromycinäthylsuccinat. Erythromycin weist jedoch eine schlechte Plazentagängigkeit bei therapeutisch erreichbaren Serumspiegeln auf. Neugeborene sollten deshalb nochmals mit Peni-

Tabelle 3. Behandlung der Neurosyphilis

Präparat	Dosierung	Behandlungsdauer
Empfohlene Behandlung: Penicillin G – Infusionen	6×5 Mio. IE i.v.	14–21 Tage

Tabelle 4. Behandlung der konnatalen Syphilis

Präparat	Dosierung	Behandlungsdauer
Empfohlene Behandlung: Penicillin G	2×50 000 IE/kg i.v. 3×50 000 IE/kg i.v.	Tag[a] 1–7 Tag[a] 8–10

[a] Lebenstag.

cillin therapiert werden, wenn während der Schwangerschaft die Therapie der Mutter nicht mit Penicillin erfolgt ist.

Therapie der konnatalen Syphilis

Die konnatale Syphilis verlangt eine stationäre Behandlung. Als Therapeutikum sollte ausschließlich Penicillin eingesetzt werden (Tabelle 4).

Therapie der HIV-assoziierten Syphilis

Eine Syphilis bei einem HIV-Patienten wird grundsätzlich genauso behandelt wie bei einem Patienten ohne gleichzeitige HIV-Infektion. Es ist jedoch sehr sorgfältig auf eine neurologische Beteiligung zu achten. Diese kann schon im Stadium der Frühsyphilis vorhanden sein. Beim Vorliegen pathologischer Liquorbefunde sollten Applikation und Dosierung des Penicillin wie bei Neurosyphilis erfolgen. Die Anwendung von Benzathinpenicillin ist wegen der häufig vorhandenen neurologischen Beteiligung nicht zu empfehlen.

Jarisch-Herxheimer-Reaktion

In der Frühphase der Syphilis tritt bei einigen Patienten einige Stunden nach der initialen Therapie die Jarisch-Herxheimer-Reaktion auf. Sie ist charakterisiert durch Fieber, Abgeschlagenheit und Exazerbation der Hautbefunde. Diese Reaktion kann bei allen Spirochaetosen auftreten. Die Pathogenese dieser Reaktion ist bis heute unklar. In der Schwangerschaft können gesteigerte Uteruskontraktionen sowie fetale Herzabnormitäten und im Extremfall intrauteriner Tod die Folge sein. Bei Patienten mit kardiovaskulärer Syphilis ist die Jarisch-Herxheimer-Reaktion verbunden mit Angina pectoris, Schock und der Gefahr der Aortenruptur.

Systemische Kortikoide haben eine gute Wirkung auf das Fieber, jedoch nur geringen Einfluss auf die sonstigen Jarisch-Herxheimer-Reaktionen.

Behandlung von Sexualpartnern

Personen, die sexuellen Kontakt mit Syphilis-Patienten hatten, sollten klinisch und serologisch untersucht werden. Das Risiko, von einem Patienten mit Lues I oder Lues II eine Infektion zu akquirieren, liegt bei 10–60% nach einmaligem Sexualkontakt. Eine serologische Kontrolle sollte nach 6 Wochen erfolgen. Eine prophylaktische Mitbehandlung der exponierten Personen kann nach sorgfältiger Aufklärung und Abwägung des Therapierisikos durchgeführt werden.

Serologische Kontrolluntersuchungen

Verlaufskontrolluntersuchungen sollten bei jedem Patienten nach 3, 6 und 12 Monaten, des Weiteren einmal jährlich für weitere 4 Jahre nach Abschluss der Therapie mit einem quantitativen, nicht treponemalen Test durchgeführt werden. Die nicht treponemalen Seroreaktionen können 8–12 Monate benötigen, bis die entsprechenden Titer abfallen. Je länger die Lues bestanden hat, um so langsamer kommt es zu einer Normalisierung der serologischen Reaktionen.

Bei Patienten mit Neuro-Lues sollten Liquorpunktionen nach einem halben Jahr, einem Jahr und dann für 3 Jahre in jährlichen Abständen erfolgen. Wichtig ist, dass bei HIV-infizierten Patienten die Serumtiter sowohl der nicht treponemalen als auch der spezifischen treponemalen Tests länger als ein Jahr hoch positiv sein können.

Allergische Reaktionen

Bei Patienten, bei denen eine Penicillinallergie bekannt ist, sollte eine Hauttestung durchgeführt werden. IgE-mediierte Reaktionen treten bei rund 5‰ der Patienten auf, die keine Anamnese für eine Penicillinallergie haben und bei denen die Penicillinhauttestung negativ war. Hautveränderungen treten bei 2,4% der Patienten mit negativem Penicillinhauttest und einer anamnestischen Penicillinunverträglichkeitsreaktion sowie bei 8% mit anamnestischer Urtikaria und bei 15% mit Penicillin-bedingter anaphylaktoider Reaktion auf.

Desensibilisierungen können versucht werden bei Patienten mit einer anamnestischen allergischen Penicillinreaktion. Dies ist speziell für Schwangere wesentlich, bei denen Tetrazykline kontraindiziert und Makrolidantibiotika aufgrund der schlechten Plazentagängigkeit keine sicheren Therapeutika darstellen. Ebenfalls kann versucht werden, durch die Gabe von Prednison 100 mg pro Tag nach 4 Tagen ausschleichend die Allergie zu kupieren (nicht in der Schwangerschaft).

Literatur

Brockmeyer NH, Reimann G (1999) Syphilis – Klinik, Diagnostik und Therapie (2. Teil): Diagnostik und Therapie. Med Welt 50:28–35

Centers for disease control and prevention (CDC) (1998) Guidelines for treatment of sexually transmitted diseases. MMWR 47/RR-1:1–47

Corcoran GD, Ridgway GL (1994) Antibiotic chemotherapy of bacterial sexually transmitted diseases in adults: a review. Int J STD AIDS 5:165–171

Fitzgerald FT (1984) The classic venereal diseases. Postgrad Med 75:91–101

Luger A (1996) Unterschiedliche Beurteilung Lues-serologischer Reaktionen in den USA und Europa. Hautarzt 47:643

KAPITEL 18

Trichomoniasis

A. Stary

Definition

Eine auf den Urogenitaltrakt beschränkte Infektion mit dem Protozoon (Flagellaten) Trichomonas vaginalis.

Inzidenz

In den Statistiken scheinen erhebliche Unterschiede der Erkrankungsraten zwischen verschiedenen Bevölkerungsgruppen auf (zwischen 1 und 70%). Assoziationen mit frühem Erwachsenenalter (Alter der höchsten sexuellen Aktivität), mit anderen Geschlechtskrankheiten (Gonorrhö, Chlamydieninfektion); tritt häufiger bei Frauen als bei Männern auf; bei Virgines sehr selten. Generell abnehmende Tendenz der Infektionsrate in Europa und in den USA, z.T. durch die häufige Behandlung der bakteriellen Vaginose mit Metronidazol.

Erreger

Ein 15–30 µ großer Flagellat von ovaler bis birnenförmiger Figur mit 4 langen Geißeln und einer solitären „undulierenden" Membran. Der menschliche Organismus beherbergt noch 2 weitere Species von Trichomonaden: Trichomonas tenax (buccalis) und Trichomonas hominis (faecalis); diese sind apathogen und führen nicht zur Infektion des Urogenitaltrakts.

Klinik

Trichomoniasis ist eine meist oligosymptomatische chronische Infektion. Die *Inkubationszeit* beträgt zwischen 4 Tagen und 3 Wochen. Die Infektion erfolgt fast ausschließlich über Geschlechtsverkehr, doch ist grundsätzlich auch eine Übertragung über Badewasser oder unbelebte Gegenstände (Badeschwämme etc.) möglich.

Bei der *Frau* manifestiert sich die Trichomoniasis als eine meist milde Vaginitis mit charakteristischem dünnem, gelblich-grünlichem, schaumigem und süßlich-übelriechendem Fluor mit pH-Wert-Verschiebung in den neutralen Bereich; evtl. zusätzlicher Befall der Harnwege (Urethritis und Vesicitis) und Vulvairritation.

Die Trichomoniasis ist beim *Mann* meist völlig asymptomatisch; gelegentlich manifestiert sie sich als milde unspezifische Urethritis.

Diagnose

Mikroskopischer Nachweis
Dunkelfeld- bzw. Phasenkontrastuntersuchung des Vaginal- bzw. Urethralsekrets oder des Harnsediments nach Zentrifugation mit hoher Trefferquote. Zuverlässiger ist der Nachweis mittels *Kulturen* (z.B. in flüssigen Medien nach Feinberg oder Diamond) und der anschließende direkte Nachweis aus dem Kulturmedium.

Therapie

Empfohlene und alternative Behandlung s. Tabelle 1.

Behandlung des Sexualpartners
Der Partner soll gleichzeitig auch bei Symptomfreiheit mitbehandelt werden, um die Möglichkeit einer latenten Infektion auszuschließen.

Metronidazol ist ein zwar wenig toxisches Medikament, hat jedoch antabusähnliche Wirkungen. Deshalb sollte auf Alkoholgenuss während der Therapie und bis 48 h danach verzichtet werden.

Tabelle 1. Behandlung der Trichomoniasis

Präparat	Dosierung	Behandlungsdauer
Empfohlene Behandlung		
Metronidazol	2 g oral	einmalig
oder		
Tinidazol	2 g oral	einmalig
Alternative Behandlung (bei Therapieversagern):		
Metronidazol	2×500 mg oral	7 Tage
oder		
Metronidazol	1×2 g oral	3–5 Tage
Gravidität[a]		
Clotrimazol	100 mg intravaginal	7 Tage
oder		
Metronidazol	500 mg intravaginal	10 Tage
Kinder		
Metronidazol	3×5 mg/kg/KG oral	5 Tage

[a] Im ersten Trimenon der Gravidität und während der Stillzeit ist Metronidazol kontraindiziert.

Allgemeines

- Trichomoniasis ist häufig mit einer chronischen Erosio portionis assoziiert und könnte daher ein Kofaktor bei neoplastischer Transformation sein.
- Die Trichomoniasis ist mit einer etwa doppelt so hohen Rate postpartaler Endometritiden und einer höheren Rate von Infertilität (Beeinträchtigung der Spermatozoenmobilität?) verknüpft.

Literatur

Rein MF (1995) Trichomonas vaginalis. In: Mandell GL, Bennett JE, Dolin R (eds) Principles and practice of infectious diseases, 4th edn. Churchill Livingstone, New York, pp 2493–2497

Rein MF, Müller M (1991) Trichomonas vaginalis and Trichomoniasis. In: Holmes KK et al (eds) Sexually Transmitted Diseases. McGraw-Hill, New York, pp 481–492

Wohner-Hanssen P (1993) Trichomonas vaginitis. In: Elsner P, Martrus J (eds) Vulvovaginitis. Marcel Dekker, New York, pp 365–383

KAPITEL 19

Ulcus molle

H. C. Korting

Synonyma

Weicher Schanker, Chancroid.

Erreger

Haemophilus ducreyi, gramnegatives Stäbchen.

Epidemiologie

Das Ulcus molle tritt derzeit nur vereinzelt in Deutschland auf, insbesondere bei Ferntouristen, die sich in anderen Teilen der Welt, hauptsächlich in Südostasien, infiziert haben.

Klinik

Nach einer Inkubationszeit von 2–6 Tagen Auftreten von Papulopusteln in Einzahl oder in der Regel Mehrzahl mit Übergang in unterschiedlich große, zum Teil konfluierende weiche druckschmerzhafte Ulzera.

Prädilektionsstellen beim Mann bilden Präputium und Sulcus coronarius sowie Penisschaft, bei der Frau Labia maiora, hintere Kommissur und Perianalregion. Bei etwa der Hälfte der männlichen Patienten – seltener auch bei weiblichen – kommt es zu einer Schwellung und Schmerzhaftigkeit der Lymphknoten inguinal, in der Regel einseitig. Aufbrechen und Eiterentleerung sind möglich. Unbehandelt kommt es nach längerer Zeit zur Abheilung, oft unter Vernarbung im Bereich der Eintrittspforte.

Diagnose

Das klinische Bild ist in vielen Fällen hinweisend, erlaubt aber keine eindeutige Diagnose. Bei mikroskopischer Untersuchung von Material aus einem Ulkus mit Hilfe der Gram-Färbung können gramnegative Stäbchen (rot tingiert) in fischzugartiger Anordnung imponieren. Spezifität wie Sensitivität der mikroskopischen Diagnostik werden heute aber als gering erachtet.

Nur der kulturelle Nachweis von Haemophilus ducreyi erlaubt eine Sicherung der Diagnose. Hierzu sind Spezialmedien erforderlich, die in vielen Fällen nicht sofort verfügbar sind. Dann empfiehlt sich der Einsatz eines Transportmediums, insbesondere eines Mediums auf Basis von Thioglykolat und Hämin sowie L-Glutamin und Albumin. Zur weiteren Kultur, aber auch zur Primäranzüchtung ist der Einsatz zweier unterschiedlicher Medien angezeigt. Es handelt sich dabei um Mueller-Hinton-Agar mit auf 75 °C erhitztem sterilen Pferdeblut (5%ig), einem Wuchsstoffgemisch mit Faktor V und X (1%ig) und 3 mg/l Vancomycin (MHIC) sowie Gonokokken-Agar mit 1% Rinderhämoglobin, 5% fetalem Kälberserum, 1% Wuchsstoffgemisch und ebenfalls 3 mg/l Vancomycin (GC-HgS). Inkubation in mikroaerophiler Atmosphäre (Brutschrank mit 5% CO_2 oder Kerzentopf) bei 35 °C über 2–3 Tage erbringt im positiven Falle das Wachstum gut verschieblicher, unterschiedlich großer Kolonien von im Mittel 2 mm Durchmesser (Bild der Mischkultur). Die weitergehende Charakterisierung umfasst Gram-Präparat und Oxydase- sowie alkalische Phosphatase-Reaktionen (positiv); die Untersuchung auf Pophyrin verläuft demgegenüber negativ.

Mit Hilfe von Primern, die sich an Nukeotidsequenzen des 16S r-RNA Gens von Haemophilus ducreyi orientieren, lässt sich eine Polymerasekettenreaktion durchführen. Sie gleicht in der Spezifität der Kultur, weist aber eine höhere Sensitivität auf, was besonders beachtlich erscheint, weil die Sensitivität der Kultur nur auf 65–80% beziffert wird.

Wegen der Möglichkeit einer Mischinfektion sind grundsätzlich auch Untersuchungen auf Treponema pallidom, subspecies pallidum,

Herpes-simplex-Virus und grampositive Kokken erforderlich, im Falle einer Urethritis auch auf gramnegative Kokken.

Enzym-Immunoassays stehen zur Verfügung; dem kommt Bedeutung in Zusammenhang mit epidemiologischen Untersuchungen zu.

Resistenzverhalten von Haemophilus ducreyi

In den letzten Jahrzehnten ist Haemophilus ducreyi weithin unempfindlich geworden gegenüber häufig zur Behandlung des Ulcus molle eingesetzten antibakteriellen Chemotherapeutika, insbesondere Penicillin, Cotrimoxazol, in gewissem Umfang aber auch Erythromycin. Gute Wirksamkeit in vitro zeigen bislang Ceftriaxon, Azithromycin und Ciprofloxazin; bei letzterem wurde gelegentlich eine verminderte In-vitro-Aktivität beschrieben.

Therapie

Die empfohlene Behandlung ist in Tabelle 1 dargestellt.

Tabelle 1. Ulcus molle – empfohlene Behandlung

Präparat	Dosierung	Behandlungsdauer
Azithromycin	1 g oral	einmalig
Ceftriaxon[a]	0,25 g i.m.	einmalig
Ciprofloxazin	2×500 mg oral	3 Tage
Erythromycin	4×500 mg oral	7 Tage

[a] In den letzten Jahren ist Ceftriaxon möglicherweise weniger wirksam bei gleichzeitiger HIV-Infektion. Bei dieser Konstellation wird in besonderem Maße die mehrtägige Gabe von Erythromycin erwogen, ohne dass die Überlegenheit gesichert wäre.

Therapie in der Schwangerschaft

Bei strenger Indikationsstellung kommen das Betalactam Ceftriaxon und die Makrolide Erythromycin und Azithromycin in Betracht.

Partnerbehandlung

Eine Partneruntersuchung ist erforderlich, bei Vorliegen einer Erkrankung auch eine Behandlung.

Gesetzliche Meldepflicht

Nach dem Gesetz zur Bekämpfung der Geschlechtskrankheiten ist das Ulcus molle anonym dem zuständigen Gesundheitsamt zu melden. Eine namentliche Meldung ist nur dann vorgesehen, wenn sich der Patient der Behandlung entzieht und eine Gefährdung für Dritte gegeben ist.

Literatur

Abeck D, Korting HC, Mempel M (1998) Prospective analysis of STD related genital ulcers from Hamburg. Sex Transm Infect 74:380

DiCarlo RP, Martin DH (1997) The clinical diagnosis of genital ulcer disease. Clin Infect Dis 25:292–298

Korting HC (1990) Ulcus molle. In: Gschnait S, Korting HC, Stary H (Hrsg) Sexuell übertragbare Erkrankungen. Springer, Wien, S 75–83

KAPITEL 20

Urethritis des Mannes

P. K. Kohl

Management

Die vom Patienten geschilderten Beschwerden und die erhobenen Befunde sind im allgemeinen zu unspezifisch, um auf rein klinischer Grundlage auf die Ursache der Urethritis schließen zu können. Deswegen ist ein standardisiertes Vorgehen für das Auffinden der häufigen Koinfektionen zu empfehlen.

Das diagnostische Vorgehen beginnt mit einer gezielten Anamnese, die Fragen nach der sexuellen Orientierung, nach festen und wechselnden Partnern und nach der letzten sexuellen Exposition beinhaltet. Danach folgt die Erhebung des klinischen Befundes, die Anfertigung von Nativ- und Färbepräparaten aus Abstrichmaterial und schließlich der Erregernachweis (Abb. 1).

Erreger

Grundsätzlich lassen sich die Ursachen der sexuell erworbenen Urethritis des Mannes in 2 große Gruppen einteilen. Zum einen kommt als ursächliche Erkrankung die gonorrhoische Urethritis, zum anderen die nicht-gonorrhoische Urethritis (NGU) in Frage. Die gonorrhoische Urethritis wird durch *Neisseria gonorrhoeae*, die nicht-gonorrhoische Urethritis vorwiegend durch *Chlamydia trachomatis* hervorgerufen. Seltener kann die NGU durch *Trichomonas vaginalis*, Mykoplasmen, *Candida albicans* oder durch *Herpes simplex*-Virus (HSV) verursacht werden. Eine Unterscheidung zwischen gonorrhoischer Urethritis und nicht-gonorrhoischer Urethritis ist allein aufgrund des klinischen Befundes nicht möglich.

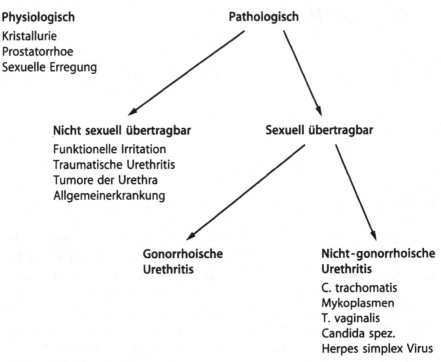

Abb. 1. Urethraler Fluor des Mannes

Diagnostik

Das Vorliegen einer Urethritis kann durch jeweils eines der folgenden Kriterien dokumentiert werden:

- Mukopurulenter oder purulenter Ausfluss.
- Der entscheidende Schritt bei der Diagnostik des urethralen Fluors ist der Nachweis von Leukozyten im Urethralbereich (Abb. 2). Die Färbung des Abstrichs erfolgt bevorzugt nach Gram. Die Gram-Färbung ist hochsensitiv und spezifisch zum Nachweis sowohl einer Urethritis als auch einer Gonorrhö. Bei der mikroskopischen Untersuchung mit 1000facher Vergrößerung und Ölimmersion spricht das Vorliegen von 5 und mehr Leukozyten für das Vorliegen einer Urethritis.
- Ein positiver Leukozyten-Esterase-Test aus dem Erststrahlurin oder 10 und mehr Leukozyten pro Gesichtsfeld (Vergrößerung 1000:1) aus dem Urinsediment des Erststrahlurins.

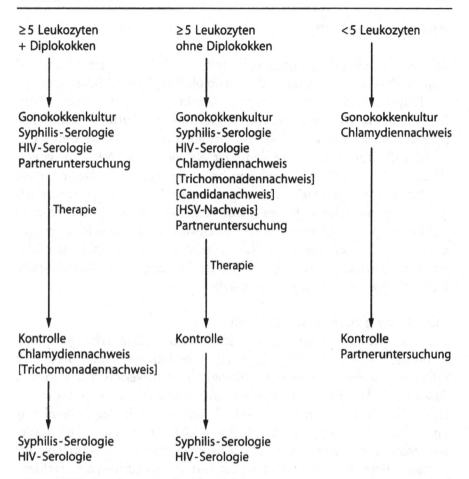

Abb. 2. Abklärung des urethralen Fluors des Mannes

Wenn keines der genannten Kriterien vorliegt, sollte der Patient auf *Neisseria gonorrhoeae* und *Chlamydia trachomatis* untersucht und je nach Ergebnis behandelt werden. Eine empirische Behandlung ohne Urethritisnachweis sollte nur bei High-risk-Patienten und bei Patienten mit schlechter Compliance durchgeführt werden. Solche Patienten sollten sowohl gegen *Neisseria gonorrhoeae* als auch gegen *Chlamydia trachomatis* behandelt werden.

Gonorrhoische Urethritis

Bei einer klinischen Symptomatik mit reichlich eitrigem Fluor und dem Nachweis von gramnegativen Diplokokken im Färbepräparat ist die Diagnose einer gonorrhoischen Urethritis so gut wie gesichert. Zur Identifizierung des Erregers, zur Testung der Antibiotikaempfindlichkeit und auch aus forensischen Gründen sollte aber stets eine Gonokokkenkultur angelegt werden. Der Nachweis von *Neisseria gonorrhoeae* durch die DNA-Hybridisierung ist bezüglich der Nachweisrate der Kultur ebenbürtig und dort angezeigt, wo keine kurzen Transportwege in ein mikrobiologisches Labor vorhanden sind. Neue DNA-Amplifikationsmethoden erlauben den Nachweis sowohl von *Neisseria gonorrhoeae* als auch von *Chlamydia trachomatis* aus dem Erststrahlurin. Eine Antibiotikaresistenztestung ist allerdings bei Durchführung dieser Nachweismethoden nicht möglich.

Therapie der gonorrhoischen Urethritis

Die Therapie erfolgt nach denen im Abschnitt Gonorrhö genannten Leitlinien. 2–3 Tage nach erfolgter Therapie sollte ein Kontrollabstrich erfolgen, um die Heilung mikrobiologisch zu beweisen. Die klinische Besserung allein ist nicht beweisend für eine Heilung. Wegen der hohen Gefahr einer Koinfektion mit Chlamydien und der Entwicklung einer postgonorrhoischen Urethritis (PGU) sollte anlässlich dieser Kontrolluntersuchung auch ein Chlamydiennachweis durchgeführt werden. Diese verzögerte Abstrichentnahme zum Chlamydiennachweis ist wegen der im Vergleich mit Gonokokken längeren Inkubationszeit von Chlamydien erforderlich.

Nicht-gonorrhoische Urethritis (NGU)

Bei fehlendem Nachweis von Diplokokken und dem Vorliegen von 5 und mehr Leukozyten pro Blickfeld kann die Diagnose einer NGU gestellt werden. Nun sollten Abstriche insbesondere zum Nachweis von Chlamydien entnommen werden. *Chlamydia trachomatis* ist der häufigste Erreger (in 23–55% der Fälle) der nicht-gonorrhoischen Urethritis, obwohl die Prävalenz je nach Altersgruppe variiert (niedrigere Prävalenz bei älteren Männern) und allmählich in Abnahme begriffen ist. Für den Chlamydiennachweis in der Praxis sind der Antigen- oder

der DNA-Nachweis geeignet. Neue DNA-Amplifikationsmethoden erlauben den Nachweis sowohl von *Chlamydia trachomatis* als auch von *Neisseria gonorrhoeae* aus dem Erststrahlurin. Mykoplasmen sollen bei einem Drittel der Urethritisfälle eine Rolle spielen. Spezifische diagnostische Tests zum Nachweis von *Ureaplasma urealyticum, Mycoplasma hominis* und möglicherweise *Mycoplasma genitalium* sind nicht zwingend indiziert. Zusätzlich sollte auch bei fehlendem färberischem Diplokokkennachweis eine Gonokokkenkultur angelegt werden, da insbesondere bei uncharakteristischer Symptomatik die Sensitivität des Färbepräparates für die Diagnose einer Gonorrhö eingeschränkt ist. Nur in seltenen Fällen können *Trichomonas vaginalis, Candida albicans* oder HSV als Auslöser einer Urethritis in Frage kommen. Diagnostik und Behandlung dieser Erreger ist nur erforderlich, wenn die NGU auf eine Behandlung nicht anspricht.

Therapie der nicht-gonorrhoischen Urethritis

Die Behandlung sollte so bald wie möglich nach Diagnosestellung erfolgen. Eine Einzeldosistherapie hat gegenüber einer Mehrfachdosistherapie den Vorzug der direkten Kontrollierbarkeit der Einnahme und der besseren Compliance der Patienten (Tabelle 1).

Von den Erythromycinderivaten ist Erythromycinäthylsuccinat besonders gut verträglich. Bei gastrointestinaler Unverträglichkeit des Erythromycins kann die Tagesdosis auf 4×250 mg reduziert und die Therapie auf 14 Tage verlängert werden.

HIV-Patienten mit NGU erhalten die gleiche Therapie wie Nicht-HIV-Patienten. Epididymitis und Reiter-Syndrom können Komplikationen einer NGU darstellen.

Tabelle 1. Empfohlene Behandlung der nicht-gonorrhoischen Urethrits

Präparat	Dosierung	Behandlungsdauer
Azithromycin	1×1000 mg	einmalig
	oder	
Doxycyclin	2×100 mg	7 Tage
	oder	
Erythromycin	4×500 mg	7 Tage
	oder	
Ofloxacin	2×300 mg	7 Tage

Kontrolluntersuchung

Patienten sollten sich 2–3 Tage nach der Einzeldosistherapie oder nach Beendigung der Mehrfachdosistherapie zur Kontrolle wieder vorstellen. Bis zum Abschluss der Therapie sollte nur geschützter Geschlechtsverkehr durchgeführt werden. Persistierende, subjektive Beschwerden allein, ohne Nachweis einer Urethritis, stellen keine ausreichende Grundlage für eine erneute Behandlung dar.

Rezidivierende und persistierende Urethritis

Bei Auftreten einer rezidivierenden oder persistierenden Urethritis ist in erster Linie an eine Reinfektion durch einen unbehandelten Sexualpartner zu denken. Bei richtig indizierter Antibiotikatherapie sind Therapieversager eher die Ausnahme. Selbstverständlich sollte vor jeder weiteren Antibiotikatherapie erneut eine Diagnostik erfolgen. Insbesondere sollte nun der Trichomonadennachweis entweder im Nativpräparat (mit Kochsalz im abgeblendeten Hellfeld) aus Urethralsekret oder Urinsediment oder in der Kultur erfolgen. Falls diese diagnostische Abklärung wiederholt negative Ergebnisse liefert, ist eine Untersuchung der Prostata mit Hilfe der 3-Gläser-Probe und/oder Ejakulatuntersuchung erforderlich. Wenn der Patient die ursprüngliche Behandlung korrekt durchgeführt hat und eine Reinfektion ausgeschlossen werden kann, wird die in Tabelle 2 angegebene perorale Behandlung empfohlen.

Syphilis und HIV-Infektion

Da die Diagnose einer gonorrhoischen, nicht-gonorrhoischen oder nicht-gonorrhoischen, nicht-chlamydialen Urethritis einen Hinweis auf risikoreiches Sexualverhalten darstellt, sollte im Rahmen der Ure-

Tabelle 2. Empfohlene Behandlung der persistierenden nicht-gonorrhoischen Urethritis

Präparat	Dosierung	Behandlungsdauer
Metronidazol	2000 mg plus	einmalig
Erythromycin	4×500 mg	7 Tage

thritisdiagnostik auch eine Aufklärung über die Möglichkeit einer gleichzeitig erworbenen Syphilis und HIV-Infektion und ggf. eine entsprechende serologische Untersuchung erfolgen. Das Ergebnis dieser serologischen Untersuchungen sollte 6 Wochen nach der Erstuntersuchung kontrolliert werden.

Partneruntersuchung

Alle Sexualpartner der Diagnosestellung vorangegangenen 60 Tage sollten untersucht und ggf. behandelt werden.

Literatur

Bowie Wr (1990) Urethritis in males. In: Holmes KK, Mårdh P-A, Sparling PF, Wiesner PJ, Cates W, Jr, Lemon SM, Stamm WE (eds) Sexually transmitted diseases. McGraw-Hill Information Services Company, New York Hamburg, pp 627–639

Centers for disease control and prevention (1998) Guidelines for treatment of sexually transmitted diseases-management of male patients who have urethritis. MMWR 47 RR-1:49–52

Hlobil H, Kohl PK (1991) DNA-Hybridisierung zum Direktnachweis und zur Kulturbestätigung von Neisseria gonorrhoeae. Keimzahltitrationen im Vergleich mit einem Enzymimmunoassay. Lab Med 15:511–517

Kohl PK (1995) Urethaler und genitaler Fluor – Ursachen mit diagnostischen Algorithmen klären. TW Dermatol 25:278–283

Verschiedenes

KAPITEL 21

Prävention von sexuell übertragbaren Krankheiten

H.-J. Vogt

Die effektivste Strategie, die Ausbreitung einer Infektionskrankheit zu verhindern, ist die Prävention. Sexuell übertragbare Erkrankungen (STD) könnten theoretisch am besten eingedämmt werden durch Expositionsvermeidung. Da dies utopisch ist, muss durch die Summe präventiver Maßnahmen und Vorgehensweisen Erfolg gesucht werden.

Information über STD

Nach Hochrechnungen der Weltgesundheitsorganisation (WHO) nimmt die Zahl sexuell übertragbarer Erkrankungen weltweit weiterhin zu. Die Entwicklung hochwirksamer Antibiotika hat wohl zu einer Reduktion der sog. klassischen Geschlechtskrankheiten geführt, war aber nicht in der Lage, diese Erkrankungen auszurotten. Im Gegenteil: Die wichtigste klassische Geschlechtskrankheit, die Syphilis, nahm in den vergangenen Jahren weltweit erheblich zu. Auch virusbedingte sexuell übertragbare Krankheiten wie Herpes genitalis und durch Papillomviren verursachte Erkrankungen befinden sich epidemiologisch in einem deutlichen Aufwärtstrend. Die Zahl der täglichen Neuinfektionen mit dem HI-Virus ist nach wie vor viel zu hoch.

Diese Gefahren müssen der breiten Öffentlichkeit vermittelt werden. Auf der einen Seite kann dieses geschehen durch Aufklärungskampagnen, welche breite Bevölkerungskreise erfassen, zum anderen durch Einzelaufklärung von Ratsuchenden oder Patienten. Wichtig ist, dass die Aufklärung in einer jeweils angemessenen Weise und in angepasster Sprache erfolgt.

Übertragungswege

Die Angst vor Aids hat zunächst zu einer Hysterie, dann zu Verdrängungserscheinungen geführt. Sicher ist, dass es sowohl bei der HIV-Erkrankung als auch bei den anderen STD keinen einheitlichen und absolut richtigen Weg bei der Bekämpfung dieser Erkrankung gibt, welcher bundesweit/weltweit akzeptiert werden könnte. Grundsätzlich müssen prophylaktische Maßnahmen zum Ziel haben, eine entsprechende Übertragung zu verhindern. Dies gilt zum einen für das Sexualverhalten, darüber hinaus aber auch für Forscher, Ärzte, Labor- und Pflegepersonal im Umgang mit den Patienten sowie mit kontaminiertem Material.

Das ärztliche und pflegerische Verhalten entspricht dem, wie es bei anderen Infektionskrankheiten geübt wird, welche ebenfalls auf nicht-aerogenem Wege übertragen werden. Als Musterbeispiel sei auf die Prophylaxe vor der Hepatitis B-Infektion verwiesen.

Grundsätzlich gilt, dass neben dem infizierten Patienten auch dessen Partner untersucht werden muss/müssen. Umgebungsuntersuchungen sind anzustreben. Beim Nachweis einer sexuell übertragbaren Krankheit ist stets zu berücksichtigen, dass der Patient evtl. nicht nur einen, sondern mehrere Keime akquiriert hat. In Anbetracht der unterschiedlichen Latenzzeiten solcher Keime sind stets Zweituntersuchungen erforderlich, die diesen Latenzzeiten Rechnung tragen.

Vermeidungsverhalten

Zum Schutz vor einer Transmission einer sexuell übertragbaren Erkrankung sind folgende 3 Wege wichtig:
- gezielte Behandlung,
- Impfung,
- Verhaltensveränderung.

Gezielte Behandlung

Bei den heilbaren sexuell übertragbaren Krankheiten können die Infektionsketten durch eine gezielte Behandlung der Erkrankung unterbrochen werden. Nach einer speziellen Anamnese, in welcher insbesondere auch das individuelle Verhalten/Risiko des Patienten erfragt wird, und der korrekten Diagnostik wird eine gezielte Therapie eingeleitet. Bis zum Abschluss der Behandlung sollte auf sexuellen Kontakt verzichtet werden. Eine Infektionsquellensuche („contact tracing") ist anzustreben.

Impfung

Durch konsequentes Durchimpfen der gefährdeten Population könnte die Hepatitis B erfolgreich bekämpft werden. Für andere sexuell übertragbare Krankheiten existiert bislang noch keine effektive Möglichkeit zur Schutzimpfung.

Verhaltensveränderung

Bei allen STD handelt es sich um eine Pandemie. Demzufolge müsste weltweit das Sexualverhalten den Notwendigkeiten angepasst werden. Da sexuelle Enthaltsamkeit auf Dauer unrealistisch ist, enthalten die Empfehlungen zur Prophylaxe von STD zunächst den Hinweis auf eine monogame Beziehung. Wo dies nicht möglich ist, sollte die Anzahl der Sexualpartner begrenzt sein. Sexualkontakte mit anonymen Partnern oder mit Personen, die mehrere Sexualpartner haben, sollten vermieden werden. Jeder neue Sexualpartner sollte gefragt werden, ob er an einer STD leidet. Falls jemand Symptome einer STD an sich selbst bemerkt, sollte er sich schnellstmöglich in eine entsprechende Behandlung begeben. Angehörige einer Risikogruppe für Hepatitis B (medizinisches Personal, Dialysepatienten, i.v.-Drogenabhängige oder bei häufigem Partnerwechsel) sollten sich impfen lassen.

Bei sexuellem Kontakt mit einem Menschen, bei dem eine STD nicht ausgeschlossen ist, sind Kondome und/oder Spermizide zur STD-Prophylaxe dringend anzuraten.

Naturgemäß kann die Benutzung eines Kondoms keine 100%ige Garantie gegen eine Ansteckung sein, doch ist das Kondom unter allen genannten Barrieremethoden mit Abstand am effektivsten, insbesondere gegen bakteriell bedingte STD. Die häufigsten Fehler passieren durch unsachgemäßes Verhalten, insbesondere durch Beschädigung beim Auspacken, durch falsches Anlegen, verzögertes Zurückziehen nach der Ejakulation oder (selten) durch Produktionsfehler. Es ist darauf hinzuweisen, dass für jeden Geschlechtsverkehr jeweils ein neues Kondom benutzt wird. Falls keine ausreichende vaginale Lubrikation besteht, sollten Gleitmittel verwendet werden. Diese sollten wasserlöslich sein, da Gleitmittel auf Ölbasis möglicherweise Latex-Kondome schädigen können. Wenn der Mann kein Kondom benutzen kann, ist ein Frauenkondom zu erwägen. Ob die zusätzliche Verwendung von spermiziden Substanzen die Infektionsrate vermindert, ist nicht bewiesen aber wahrscheinlich. Die alleinige Verwendung von vaginalen Spermiziden, Schwämmen oder Diaphragmen ist als HIV-Prävention nicht zu empfehlen. Die Infektion mit N. gonorrhoeae oder C. trachomatis wird hierdurch zwar geringer, doch das Candida-Risiko steigt.

Naturgemäß bietet eine hormonelle Kontrazeption genausowenig Sicherheit vor einer sexuell übertragbaren Infektionskrankheit wie eine operative Sterilisation.

Ein besonderes Problem für STD bieten i.v.-Drogenabhängige. Aus prophylaktischer Sicht steht an erster Stelle das absolute Verbot von Nadeln und Spritzen, welche zuvor ein anderer Mensch benutzt hat. Desinfektion ist nicht gleichzusetzen mit Sterilisation und garantiert nicht die Inaktivierung von Viren.

Weitere Maßnahmen

Wesentlich für jegliche Prävention ist das Wissen der gesamten Ärzteschaft über den neusten Stand der Epidemiologie, Diagnostik und Therapie der STD. Dieses Wissen ist mit dem zahlenmäßigen Rückgang der klassischen Geschlechtskrankheiten verdrängt worden. Das klinische Bild der STD unterliegt stetem Wechsel. Erst das Kennen erlaubt das Erkennen – und auch die Prävention.

Entscheidend für den Erfolg präventiver Maßnahmen ist jedoch in erster Linie die Stärkung des Problembewusstseins und die Aufklärung der Bevölkerung.

KAPITEL 22

Epidemiologie sexuell übertragbarer Krankheiten

W. Kiehl

Bakterielle Vaginose

Synonyme

Bakterielle Vaginitis, Aminkolpitis, Gardnerella-vaginalis-Vaginitis; engl.: „bacterial vaginosis".

Erreger

Unspezifische Mischflora aus mehreren Bakterien-Spezies. Vorherrschen von *Gardnerella vaginalis*, daneben *Staphylococcus aureus*, Streptokokken, *Escherichia coli* u. a. Inkubationszeit: 2–7 Tage.

Epidemiologie

Diese unspezifische Bakteriose durch atypische Besiedlung der Scheide (Dysbakteriose) ist keine sexuell übertragbare Krankheit im engeren Sinne, weil sie nicht unmittelbar übertragbar ist. Sie ist aber abhängig bzw. beeinflusst von der sexuellen Aktivität, insbesondere der Zahl der Sexualpartner. Es sind schätzungsweise 10% der sexuell aktiven Frauen betroffen. Bei instabiler persönlicher Laktobazillenflora besteht eine erhöhte Erkrankungsbereitschaft. Bedeutung erlangt die bakterielle Vaginose auch durch ein erhöhtes postpartales Infektionsrisiko und als – vermeidbarer – Risikofaktor für die Frühgeburtlichkeit.

Präventionshinweise/empfohlene Maßnahmen

Eine Behandlung des Partners ist nicht erforderlich.

Genitale Chlamydieninfektion

Synonyme

Chlamydia-trachomatis-Infektionen außer Lymphogranuloma venerum; engl.: „chlamydial genital infections".

Erreger

Chlamydia trachomatis, Serotypen D-K.
Inkubationszeit: 7–21 Tage.

Epidemiologie

Bei dieser spezifisch behandelbaren Bakteriose handelt es sich um die häufigste Form der nichtgonorrhoischen Urethritis/Zervizitis/Salpingitis. Sie gehört weltweit zu den häufigsten STD; es wird mit etwa 89 Mio. Neuerkrankungen pro Jahr gerechnet; auch in den Industrieländern ist eine zunehmende Verbreitung zu beobachten. In Deutschland gehört die genitale Chlamydiose gegenwärtig zu den häufigsten STD. Es werden 300 000 Neuerkrankungen pro Jahr angenommen. Bei seroepidemiologischen Untersuchungen werden durchschnittlich rund 4–5% der sexuell Aktiven als infiziert ermittelt, in stärker gefährdeten Gruppen erheblich mehr. – Praktisch wichtig ist, dass ein hoher Anteil der Infektionen asymptomatisch oder oligosymptomatisch verläuft (bei Frauen bis zu 70%) und eine ausgeprägte Neigung zur Chronizität besteht. Eine besondere Bedeutung ergibt sich daraus, dass Chlamydieninfektionen bei Frauen die häufigste Ursache für aufsteigende und chronische Infektionen sind, die zu ektopischer Gravidität oder zur Infertilität führen können. Bei Männern verläuft die Infektion häufiger asymptomatisch, kann aber über eine Funikulitis oder Epididymitis ebenfalls zur Infertilität führen. Chlamydieninfektionen sind die häufigste Ursache für eine Epididymitis bei jüngeren Männern (<35 Jahre).

Es besteht eine allgemeine Empfänglichkeit. Chlamydieninfektionen sind leicht übertragbar. Die Übertragung erfolgt in der Regel durch sexuelle Kontakte. Durch sonstigen direkten Kontakt (Schmierinfektion) können die Konjunktiven betroffen sein. Die Infektion eines Kindes unter der Geburt ist möglich.

Präventionshinweise/empfohlene Maßnahmen

Information und Aufklärung! Expositionsprophylaxe! Frühe Diagnose! Frühe Therapie! Befragen/Beraten/Untersuchen der Sexualpartner. Sexuelle Enthaltsamkeit bis zur abgeschlossenen Behandlung der Partner. Die Kombination mit einem Therapieschema für die Gonorrhö hat sich bewährt (Dualtherapie). An mögliche Koinfektionen mit anderen STD-Erregern ist zu denken. – *Screening* (und ggf. Therapie) in der Schwangerschaft haben sich bewährt.

Gonorrhö (Tripper)

Synonyme

Gonokokkeninfektion; engl.: „gonococcal infection, gonorrhea".

Erreger

Neisseria gonorrhoeae (Gonokokken).
Inkubationszeit: 2–7 Tage.

Epidemiologie

Die durch urogenitale Entzündungserscheinungen charakterisierte, spezifisch behandelbare Bakteriose gehört in Deutschland zu den sog. klassischen Geschlechtskrankheiten. Weltweit werden rund 60 Mio.

Erkrankungen pro Jahr geschätzt; in Deutschland treten – bei rückläufigem Trend – schätzungsweise 25 000–35 000 Erkrankungsfälle pro Jahr auf (die Meldeinzidenz war etwa 8- bis 10fach niedriger als die tatsächliche Erkrankungshäufigkeit). Die Gonorrhö gehört zu den Krankheiten, deren Weiterverbreitung durch promiskes Verhalten (hetero- oder homosexuelle Aktivitäten) besonders begünstigt wird; in großstädtischen Ballungsräumen ist sie häufiger.

Es besteht eine allgemeine Empfänglichkeit. Gonokokkeninfektionen sind leicht übertragbar. Die Übertragung erfolgt in der Regel durch sexuelle Kontakte. Eine Übertragung auf andere Schleimhäute ist möglich (Rektum, Konjunktiven); die Infektion des Kindes unter der Geburt ist möglich. Für die Weiterverbreitung besitzen asymptomatische und oligosymptomatische Formen eine hohe praktische Bedeutung. Ernste Folgezustände entstehen durch chronisch verlaufende Infektionen. Eine abgelaufene Infektion hinterlässt keine Immunität, daher sind wiederholte Infektionen möglich.

Während die Männer nach einer Infektion fast immer Symtpome zeigen (90%), verläuft die Infektion bei Frauen sehr häufig asymptomatisch und wird u. U. erst durch Komplikationen (Entzündung im kleinen Becken, ektopische Schwangerschaft, Infertilität) auffällig.

Die Resistenzsituation der Erreger muss besonders beachtet werden. Praktisch wichtig sind die Plasmid-vermittelte Penizillinresistenz durch Penizillinaseproduzierende *N. gonorrhoeae* (PPNG; in Deutschland z. Z. 20%, gelegentlich bis 30% der Stämme) und die Quinolonresistenz (chromosomal vermittelt). Besonders bei importierten Infektionen (Asien, Westpazifik!) ist mit Antibiotikaresistenz (zunehmend auch Mehrfachresistenzen) zu rechnen.

Präventionshinweise/empfohlene Maßnahmen

Information und Aufklärung! Expositionsprophylaxe! Eine frühe Diagnose ermöglicht eine frühe Therapie, dies ist zur Verhütung von Folgezuständen wichtig. Befragen/Beraten/Untersuchen der Sexualpartner. Sexuelle Enthaltsamkeit bis zur abgeschlossenen Behandlung der Partner. Die Kombination mit einem Therapieschema für die genitale Chlamydieninfektion hat sich bewährt (Dualtherapie). Therapiekontrolle! – An mögliche Koinfektionen mit anderen STD-Erregern (HIV-Infektionen, Lues) ist zu denken.

Meldevorschrift

Die bisherige gesetzliche Meldepflicht gemäß GBGK entfällt. Keine Meldepflicht nach dem Infektionsschutzgesetz (IfSG).

Granuloma inguinale

Synonyme

Granuloma venerum, Granuloma pudendi tropicum, Donovanosis; engl.: granuloma inguinale, donovanosis.

Erreger

Donovania (Calymmatobacterium) granulomatis.
Inkubationszeit: 8–14 Tage.

Epidemiologie

Diese spezifisch behandelbare Bakteriose ist endemisch in verschiedenen tropischen Gebieten (Indien, Südafrika, Zentralaustralien), sie ist häufiger bei Männern und bei niedrigerem sozialen Niveau. In Europa kommt sie selten vor. Die Empfänglichkeit weist Unterschiede auf, die Infektiosität ist relativ gering. Die Übertragung erfolgt durch sexuelle Kontakte, auch indirekt durch kontaminiertes Material, eine Übertragung entzündlicher Läsionen auf Mundschleimhaut und Rektalschleimhaut ist möglich (Autoinfektion). Sekundäre bakterielle Infektionen oder Koinfektionen mit anderen Erregern sexuell übertragbarer Krankheiten spielen eine Rolle. Mehrfachinfektionen sind möglich.

Präventionshinweise/empfohlene Maßnahmen

Information und Aufklärung! Expositionsprophylaxe! Befragen/Beraten/Untersuchen der Sexualpartner. Mitbehandeln der Partner nur, wenn diese selbst Symptome zeigen. Sexuelle Enthaltsamkeit bis zur abgeschlossenen Behandlung der Partner. – Mögliche Koinfektionen mit anderen STD-Erregern beachten.

Meldevorschrift

Die bisherige gesetzliche Meldepflicht gemäß GBGK entfällt. Keine Meldepflicht nach dem Infektionsschutzgesetz (IfSG).

Hepatitis B

Synonyme

Virushepatitis Typ B, „Serumhepatitis"; engl.: „viral hepatitis B".

Erreger

Hepatitis-B-Virus (HBV);
Inkubationszeit: 45–180, im Mittel 60–90 Tage.

Epidemiologie

Die Krankheit ist weltweit verbreitet, aber in Afrika und Asien (Regionen, in den 75% der Weltbevölkerung leben) besonders häufig. Jährlich werden etwa 20 Mio. Neuinfektionen auf der Welt geschätzt. 350 Mio. Menschen sind chronische Virusträger (3–5% der Weltbevölkerung). In Deutschland werden jährlich etwa 50 000 Neuinfektionen und 15 000–30 000 Neuerkrankungen angenommen. Träger des Virus sind 400 000–550 000 Menschen (0,4–0,8% der Bevölkerung).

Eine besondere Bedeutung ergibt sich aus der Neigung zu Chronizität und aus möglichen Spätfolgen (Leberzirrhose, Leberkarzinom). Erregerreservoir sind gesunde Virusträger (HBsAG-Träger); das ist praktisch besonders wichtig, weil der infizierende Sexualpartner in der Regel keine Krankheitszeichen aufweist und seine Infektion oft unbekannt ist. In Europa hat die Bedeutung des sexuellen Übertragungswertes nach dem weitgehenden Ausschalten anderer Ansteckungsmöglichkeiten sehr zugenommen (Anteil von 60–70%). Dementsprechend liegt der Gipfel der altersspezifischen Inzidenz in Deutschland bei den 20- bis 29-Jährigen.

Die Empfänglichkeit ist allgemein, eine protektive Immunität kann sich im Verlauf der Infektion entwickeln. Chronisch Infizierte und erscheinungsfreie Virusträger sind die potenziellen Infektionsquellen, deren Häufigkeit in Deutschland in einzelnen Subpopulationen (so z. B. bei Personen mit häufig wechselnden Sexualpartnern und bei i.v. Drogenabhängigen) zum Teil erheblich über der in der Normalbevölkerung liegt. Die Übertragung erfolgt durch Körperflüssigkeiten. Das Vorkommen des Hepatitis-B-Virus nicht nur im Blut, sondern auch im Speichel, Vaginalsekret und Sperma infizierter Personen ermöglicht – bei entsprechender Viruskonzentration – eine Übertragung im Rahmen sexueller Kontakte. Die Infektiosität ist individuell unterschiedlich, sie kann sehr hoch sein (hohe HbeAg- und HBV-DNA-Konzentration im Serum).

Präventionshinweise/empfohlene Maßnahmen

Information und Aufklärung! Expositionsprophylaxe: Ein direkter Kontakt mit Blut, Sekreten oder Sperma infizierter Personen kann durch Kondome weitgehend vermieden werden. Bei bestehender Infektiosität nur geschützte sexuelle Kontakte mit Personen, die für eine Hepatitis-B-Infektion empfänglich, d. h. „anti-HBc negativ" sind.

Präexpositionelle Immunprophylaxe

Eine Schutzimpfung ist sexuell aktiven Personen mit wechselnden Partnern dringend zu empfehlen und sollte im Rahmen der STD-Beratung angeboten werden. Bei Sexualpartnern infizierter Personen sollte die Empfänglichkeit bestimmt und ggf. ein Impfschutz aufgebaut werden. Empfänglichen Personen mit einer abgelaufenen STD ist die Impfung zu empfehlen. Eine Impfempfehlung gilt auch für Reisende in Regionen mit hoher Hepatitis-B-Prävalenz (insbesondere Afrika und Asien) bei längerem Aufenthalt oder zu erwartenden engen Kontakten zur einheimischen Bevölkerung. Eine erhöhte Infektionsgefährdung, aus der sich eine Indikation zur Schutzimpfung ergibt, besteht insbesondere bei homosexuell aktiven Männern, Drogenabhängigen, Prostituierten und länger einsitzenden Strafgefangenen. Weil eine Übertragung der Hepatitis A im Rahmen sexueller Kontakte nicht ungewöhnlich ist, sollte eine Kombination der Hepatitis-A- mit der Hepatitis-B-Impfung erwogen werden. – Die Impfung der gesamten Bevölkerung wird angestrebt und über die kontinuierliche Impfung von Kleinkindern und Jugendlichen langfristig realisiert.

Postexpositionelle Immunprophylaxe

Bei begründetem Verdacht auf eine Ansteckung ist eine Postexpositionsprophylaxe innerhalb von maximal 14 Tagen möglich (Hepatitis-B-Immunglobulin und erste Impfstoffgabe simultan). – Ein *Screening* auf eine vorliegende HBV-Infektion ist Bestandteil der Empfehlungen zur Schwangerenvorsorge in Deutschland (s. Mutterschaftsrichtlinie) und ermöglicht eine Immunprophylaxe bei gefährdeten Neugeborenen.

Meldevorschrift

In Deutschland besteht eine gesetzliche Meldepflicht (namentliche Meldung) an das zuständige Gesundheitsamt gemäß Infektionsschutzgesetz (IfSG).

Herpes genitalis

Synonyme

Genitale Herpes-simplex-Virus-Infektion, genitaler Herpes; engl.: „anogenital herpes viral infection."

Erreger

Herpes-simplex-Virus Typ 1 (HSV 1), sog. oraler Stamm und Typ 2 (HSV 2), sog. genitaler Stamm (Humanes Herpes-Virus 1 und 2). *Inkubationszeit:* Primärinfektion: 2–7–12 Tage.

Epidemiologie

Diese Virusinfektion, die durch lokalisierte Läsionen (primär Bläschen), eine Neigung zur Latenz und einen chronisch-rezidivierenden Verlauf charakterisiert ist, ist weltweit verbreitet. Die verfügbare antivirale Therapie beeinflusst akute Episoden günstig, kann aber keine Heilung bewirken. Die WHO geht von 20 Mio. Erkrankungen im Jahr aus. Die Durchseuchung der Bevölkerung mit HSV 1 erreicht mit zunehmendem Lebensalter hohe Werte (70–90%). Gegen HSV 2 finden sich bei 10–20% der 20- bis 30-Jährigen Antikörper. Die Häufigkeit dieser Infektionen nimmt gegenwärtig zu. Nur 30% der Erstinfektionen manifstieren sich eindeutig, 10% zeigen atypische Symptome, 50% verlaufen asymptomatisch. Die Infektion verläuft nach einer Primärinfektion häufig chronisch-rezidivierend; die Art der Krankheit und das Fehlen von Möglichkeiten der endgültigen Heilung führen bei genitalem Herpes u.U. zu einem hohen Leidensdruck.

Es besteht eine allgemeine Empfänglichkeit, die Manifestation ist stark dispositonsabhängig. Bei häufig wechselnden Sexualpartnern bzw. bei niedrigerem sozialem Niveau ist die Prävalenz klinischer Manifestationen offensichtlich höher. Asymptomatisch verlaufende Infektionen sind häufig. Die Übertragung von HSV 1 erfolgt in der Regel über den Speichel infizierter Personen, besonders häufig bei Intimkontakten. HSV 2 wird durch sexuelle Kontakte übertragen; die Manifestation erfolgt an den Genitalien; weitere Episoden entstehen durch endogene Reaktivierung. Die Infektion eines Kindes unter der Geburt ist möglich.

Die Läsionen sind sehr infektiös, die Ansteckungsfähigkeit erstreckt sich über die Dauer der Manifestation; eine besondere Ansteckungsgefahr entsteht durch symptomlose Reaktivierung der Infektion. Die Ansteckungsfähigkeit in asymptomatischen Phasen ist bei HSV 2 groß. Eine antivirale Therapie dämpft während der Dauer der Behandlung die Symptome, reduziert die Virusvermehrung und damit auch die Infektiosität. – HSV-Infektionen gelten als Kofaktor für das Entstehen manifester HPV-Infektionen.

Präventionshinweise/empfohlene Maßnahmen

Information und Aufklärung! Expositionsprophylaxe! Erkennen und Behandeln der primären Herpes-genitalis-Erkrankung (Frühform) ist wichtig. Herpes genitalis erfordert eine gründliche Beratung zu den Möglichkeiten der Therapie und der Prävention sowie gute psychische Führung. Sexuelle Enthaltsamkeit bzw. nur geschützte sexuelle Aktivitäten während einer Phase der Manifestation (Läsionen, Prodromi). Hygienische Verhaltensweise beim Umgang mit Läsionen. Befragen/Beraten/Untersuchen der Sexualpartner, Behandeln der Partner nur, wenn diese selbst Symptome zeigen. – An mögliche Koinfektionen mit anderen STD-Erregern (HIV-Infektionen, Lues) ist zu denken.

Personen mit einer manifesten HSV-Infektion stellen eine Gefahr für Neugeborene, Kinder mit Hautdefekten (Ekzem, Verbrennungen u.a.) sowie Personen mit eingeschränkter Immunkompetenz dar und sollten diesbezügliche Kontakte meiden.

HIV-Infektion / AIDS

Synonyme

AIDS = Kurzwort für *acquired immunodeficiency syndrome*, das Syndrom der erworbenen Immunschwäche.

Erreger

Human Immunodeficiency Virus, Typ 1 und 2, weltweit überwiegt klar der Typ 1, der auch leichter übertragbar und virulenter ist, bisher sind 9 Subtypen des Typs 1 (A, B, C, D, E, F, G, H sowie O) bekannt, die das gleiche Ausbreitungsmuster und vermutlich keine größeren Virulenzunterschiede aufweisen.

Inkubationszeit: Serokonversionszeit 1–3(–12) Monate, Inkubationszeit in der Regel mehrere Jahre.

Epidemiologie

Diese Virusinfektion führt zu einer Allgemeinerkrankung in mehreren Stadien, bei der infolge einer Störung und letztlich Zerstörung des Immunsystems verschiedene sehr unterschiedliche Symptome und Krankheitsbilder in Erscheinung treten. Fortschritte der Therapie (antivirale Kombinationstherapie) konnten bisher nur zeitlich begrenzte Besserungen, aber keine dauerhafte Heilung erreichen.

AIDS gehört zu den 5 erregerbedingten Krankheiten, die die meisten Todesopfer fordern. Weltweit ist seit den frühen 80er Jahren eine zunehmende Verbreitung der HIV-Infektionen und des AIDS zu verzeichnen. Bis Ende 1999 haben sich schätzungsweise rund 53 Mio. HIV-Infektionen ereignet; 34,3 Mio. Menschen (33 Mio. Erwachsene) lebten zu diesem Zeitpunkt mit einer HIV-Infektion oder AIDS, 95% von ihnen in Entwicklungsländern. In Westeuropa leben gegenwärtig rund 500 000 Personen mit einer HIV-Infektion oder AIDS (mittlere Prävalenzrate 0,25%). In Deutschland haben sich 50 000–60 000 HIV-Infektionen ereignet, jährlich treten gegenwärtig etwa 2 000 neue Infektionen auf. In den großstädtischen Ballungsräumen, in denen nur etwa 10% der Bevölkerung leben, werden 50% der HIV-Infektionen beobachtet.

Die Empfänglichkeit ist allgemein, Unterschiede waren bisher nicht objektivierbar. Die Übertragung des Erregers durch infektiöse Körperflüssigkeiten (Blut, Sekrete und Sperma) im Rahmen sexueller Kontakte ist der häufigste Infektionsweg. Durch direkten Kontakt zu Körperflüssigkeiten infizierter Personen ist sie auch auf nicht sexuellem Wege möglich, ebenso als perinatale Übertragung. Eine Übertragung erfordert eine Mindestmenge an Virus, so dass die Infektion im Vergleich zu anderen insgesamt nicht sehr leicht übertragen wird. Grundsätzlich enthalten Blut, Sperma und Vaginalsekret höhere und Speichel, Tränenflüssigkeit sowie Urin und Stuhl nur sehr geringe Virusmengen. Eine Ansteckungsfähigkeit besteht bei einer HIV-Infektion grundsätzlich immer; in Abhängigkeit vom Virusgehalt des Blutes bzw. anderer Körperflüssigkeiten und von der Art des Kontaktes bestehen aber sehr starke Unterschiede. Für die Weiterverbreitung ist bedeutsam, dass die infizierenden Sexualpartner in der Regel keinerlei Krankheitszeichen aufweisen. Personen mit ungeschützten sexuellen Kontakten und wechselnden Partnern bzw. der intravenösen Anwendung von Drogen und gemeinsamer Nutzung von Kanülen sind besonders gefährdet.

Präventionshinweise/empfohlene Maßnahmen

Systematische differenzierte Information und Aufklärung! Entscheidend ist die Expositionsprophylaxe. Durch Kondome wird ein direkter Kontakt mit Blut, Sekreten oder Sperma infizierter Personen vermieden.

HIV-Test

Das möglichst frühe Diagnostizieren einer HIV-Infektion ist besonders wichtig (Beratung, Betreuung, Prävention von Begleiterkrankungen, Schutz anderer), daher Beratung zum HIV-Test (Prätest-Beratung), der allen Personen mit Infektionsrisiken angeboten werden soll (strikte Vertraulichkeit, grundsätzliche Freiwilligkeit). Grundsätzlich sollte bei einer akuten sexuell übertragbaren Erkrankung auch die HIV-Diagnostik erwogen werden. Bei positivem Ergebnis gründliche Beratung (Posttest-Beratung) und Betreuung (medizinisch, bei Bedarf auch psychologisch und sozial). Das vertrauliche Einbeziehen von Sexualpartnern (Testung, Beratung) im gegenseitigen Einvernehmen sollte angestrebt werden (durch den Patienten selbst oder einen Arzt bzw. eine Person des Vertrauens). Grundsätzlich nur geschützte sexuelle Kontakte (unabhängig von einer laufenden Therapie). – Eine Untersuchung auf HIV 2 ist nur bei epidemiologisch begründeten Hinweisen (z. B. Kontakt zu Westafrika) und negativem HIV-1-Test indiziert.

Postexpositionsprophylaxe

In Ausnahmefällen (z. B. Unfälle, wie ein gerissenes Kondom bei einem HIV-positiven Partner, Vergewaltigung mit Infektionsverdacht) ist u. U. eine Postexpositionsprophylaxe möglich (virusvermindernde Maßnahmen, unmittelbares Einleiten einer antiviralen Kombinationstherapie). Hier ist das rasche Konsultieren eines auf diesem Gebiet besonders erfahrenen Arztes sinnvoll und sind spezielle Empfehlungen zu beachten. – *Screening:* Innerhalb des Präventionskonzeptes ist das Screening der Schwangeren und der Blutspender wichtig.

Melderegelung

Laborbefunde, die eine HIV-Infektion bestätigen, sind gemäß Infektionsschutzgesetz (IfSG) durch den diagnostizierenden Arzt fallbezogen verschlüsselt zu melden (Adressat: Robert-Koch-Institut, RKI, Berlin). Bestätigte AIDS-Erkrankungen sollen durch die behandelnden Ärzte freiwillig an das AIDS-Fallregister im Robert-Koch-Institut (RKI), Berlin, gemeldet werden.

HPV-Infektion

Synonyme

Infektionen: durch humane Papillomviren im Genitalbereich, Genitalwarzen, Kondylome; engl: „human papillomavirus infection".

Erreger

Humane Papillomviren (HPV); die Typen 16, 18, 31, 33 und 35 sind als Kofaktoren bei zervikalen Neoplasien bekannt, die Typen 6 und 11 (vermutlich auch 1, 2 und 3) sind Erreger genitaler Warzen.
Inkubationszeit: 1–20 Monate, im Mittel 2–3 Monate.

Epidemiologie

Gegen diese weltweit verbreitete Infektion, die an Haut und Schleimhaut – u. a. im Genitalbereich – verschiedene (primär gutartige) Tumoren hervorrufen kann, stehen noch keine spezifisch wirksame antivirale Therapie und noch kein Impfstoff zur Verfügung. Die WHO schätzt, dass jährlich etwa 30 Mio. Erkrankungen in der Welt auftreten. In Deutschland nimmt diese Infektion – wie in anderen europäischen Ländern – gegenwärtig zu. Sie gilt als die am häufigsten sexuell übertragene Virusinfektion. Genitale Warzen treten besonders häufig bei sexuell aktiven Jüngeren auf.

Die Empfänglichkeit ist allgemein. Die Mehrzahl der HPV-Infektionen verläuft asymptomatisch, bei immunsupprimierten Personen treten häufiger manifeste Erscheinungen auf. Die Übertragung erfolgt durch eine direkte Berührung bestehender Läsionen bzw. infektiöser Areale, in der Regel im Rahmen sexueller Kontakte, häufiger bei sichtbaren Läsionen. Eine Gefahr der Weiterverbreitung besteht allerdings auch bei sehr diskreten bzw. unbemerkten Veränderungen. Eine Behandlung der Warzen oder Tumoren reduziert über die Verminderung der Virusmenge die Ansteckungsfähigkeit. Eine Übertragung des Erregers kann auch durch medizinische Instrumente erfolgen. Die Infektion eines Kindes unter der Geburt ist möglich. Die gleichzeitige Infektion mit mehreren Typen des HPV kommt vor.

Präventionshinweise/empfohlene Maßnahmen

Information und Aufklärung! Expositionsprophylaxe! Kondome reduzieren das Risiko einer Infektion, schließen es aber nicht völlig aus. Beim Vorliegen einer HPV-Infektion sollte an mögliche Koinfektionen mit anderen STD-Erregern gedacht werden. Befragen/Beraten/Untersuchen der Sexualpartner; Behandeln, falls diese selbst Symptome zeigen. Sexuelle Abstinenz oder geschützte sexuelle Kontakte mindestens solange manifeste Erscheinungen bestehen.

Genitale Kandidose

Synonyme

Candidiasis, genitale; genitale Mykose; Candida-Mykose, vulvovaginale; Vulvovaginitis, candidamycetica; engl.: „vulvovaginal candidiasis, VVC".

Erreger

Candida albicans (häufig Teil der normalen mikrobiellen Flora des Menschen, fakultativ pathogen), weitere Candida-Spezies.
Inkubationszeit: unterschiedlich, in der Regel 2–5 Tage.

Epidemiologie

Die spezifisch behandelbare Krankheit ist weltweit verbreitet. Sie ist keine sexuell übertragbare Krankheit im engeren Sinne, aber gelegentlich abhängig bzw. beeinflusst von der sexuellen Aktivität. Die Empfänglichkeit ist sehr unterschiedlich, manifeste Krankheitserscheinungen sind von der individuellen Immunität und weiteren dispositionellen Faktoren abhängig. Frauen erkranken häufiger, 75% der Frauen hatten mindestens eine Episode, ca. 40% mehrere, nur 5% rekurrierende Episoden.

Präventionshinweise/empfohlene Maßnahmen

Bei einer floriden genitalen Soormykose des Sexualpartners besteht u. U. Ansteckungsgefahr. Eine Partnerbehandlung wird nicht generell empfohlen, wohl aber bei häufigen Rezidiven oder Krankheitssymptomen.

Lymphogranuloma inguinale

Synonyme

Durand-Nicolas-Favre-Krankheit, Lymphogranuloma venereum, venerische Lymphknotenentzündung; engl.: „Lymphogranuloma venereum, LGV".

Erreger

Chlamydia trachomatis Serotypen L1-L3.
Inkubationszeit: 3–30 Tage bis zur Primärläsion, sonst auch bis zu einigen Monaten.

Epidemiologie

Diese durch eine entzündliche Primärläsion und nachfolgende Lymph-
knotenerkrankung chrakterisierte, spezifisch behandelbare Bakteriose
ist weltweit verbreitet, kommt aber besonders häufig in den Tropen
und Subtropen (Asien, Afrika, Südamerika) vor. Eine höhere Prävalenz wird in Endemiegebieten bei Bevölkerungsschichten auf niedrigerem sozialen Niveau beobachtet; Männer (besonders auch homosexuell aktive) erkranken häufiger. In Deutschland ist das Lymphogranuloma inguinale sehr selten.

Die Empfänglichkeit gilt als allgemein, natürliche Resistenz kommt
aber vor. Die Übertragung erfolgt durch Kontakt zu offenen Läsionen
eines Infizierten, in der Regel während des Geschlechtsverkehrs. Bei
Frauen treten mehr asymptomatische Verlaufsformen auf, die bei der
Weiterverbreitung eine Rolle spielen. Wird nicht behandelt, führt der
chronische Verlauf zu einer langen Periode der Ansteckungsfähigkeit
(bis zu Jahren). Im Krankheitsverlauf entsteht Immunität.

Präventionshinweise/empfohlene Maßnahmen

Information und Aufklärung! Expositionsprophylaxe! Befragen/Bera-
ten/Untersuchen der Sexualpartner. Sexuelle Abstinenz bis zum Abschluss der Behandlung und zum völligen Ausheilen der Läsionen.
Therapiekontrolle.

Meldevorschrift

Die bisherige gesetzliche Meldepflicht gemäß GBGK entfällt. Keine
Meldepflicht nach dem Infektionsschutzgesetz (IfSG).

Genitale Mykoplasmeninfektion

Erreger

Mycoplasma hominis und *Ureaplasma urealyticum* kommen bei vielen Gesunden als normaler Bestandteil der Genitalflora vor, sie können aber unter bestimmten Umständen zu Infektionserregern werden. *Mycoplasma hominis* kann Entzündungen im kleinen Becken auslösen, *Ureaplasma urealyticum* kann Urethritis und Prostatitis verursachen. *Inkubationszeit:* wenige Tage.

Epidemiologie

Diese durch unterschiedliche Entzündungsprozesse im Urogenital-bereich charakterisierte, spezifisch behandelbare Bakteriose ist keine sexuell übertragbare Krankheit im engeren Sinne, die Verbreitung ist aber beeinflusst von der sexuellen Aktivität und nimmt mit steigendem Lebensalter zu. Die Empfänglichkeit gilt als allgemein. Die Übertragung erfolgt durch sexuelle Kontakte. Manifeste Krankheitserscheinungen treten relativ selten auf, ein asymptomatischer Verlauf ist bei Männern besonders häufig.

Präventionshinweise/empfohlene Maßnahmen

In Abhängigkeit von der Schwere des Verlaufs ggf. Befragen/Beraten/Untersuchen der Sexualpartner, bei schweren Entzündungserscheinungen im kleinen Becken („pelvic inflammatory disease", PID) wird zur Mitbehandlung der Sexualpartner geraten, um eventuelle Reinfektionen auszuschließen.

Pedikulosis pubis

Synonyme

Filzlausbefall, Schamlausbefall, Phthiriasis.

Erreger

Filzlaus (*Phthirus pubis* bzw. *Phthirus inguinalis*).

Epidemiologie

Diese spezifisch behandelbare Ektoparasitose ist charakterisiert durch Läusebefall im Bereich der Schambehaarung (u. U. nicht nur dort) und breitet sich besonders unter primitiven Lebensbedingungen und bei mangelnder persönlicher Hygiene aus.

Die Empfänglichkeit ist allgemein. Überwiegend werden die Parasiten während enger intimer Kontakte direkt übertragen (Filzläuse bewegen sich im Unterschied zu Kopfläusen nur wenig), ausnahmsweise ist auch eine indirekte Übertragung über Bettwäsche und Kleidungsstücke möglich. Reproduktionszeit: nach etwa 7 Tagen schlüpfen die Larven aus den Eiern (Nissen), die nach 8–10 Tagen geschlechtsreif werden.

Präventionshinweise/empfohlene Maßnahmen

Information und Aufklärung! Expositionsprophylaxe! Körperpflege, hygienisch einwandfreie Lebensbedingungen. Expositionsprophylaxe. Bei festgestelltem Befall spezifische antiparasitäre Therapie (gründlich und ausreichend lange), Intimkontaktpersonen in den letzten Monaten sind mitzubehandeln. Nachuntersuchung, ggf. wiederholte Behandlung. Kleidung und Bettwäsche dekontaminieren (z. B. Waschmaschine in heißen Waschgang, Heißluft), eine dreitägige gesonderte Aufbewahrung bewirkt ebenfalls das Absterben der Parasiten.

Scabies (Krätze)

Erreger

Krätzemilbe (*Sarcoptes scabiei hominis*).
Inkubationszeit: bei Re-Infektion einige Tage, sonst 3–6 Wochen.

Epidemiologie

Die spezifisch behandelbare Ektoparasitose, die mit Hautveränderungen durch Milbenbefall einhergeht, kann sich unter primitiven Lebensbedingungen und bei mangelnder persönlicher Hygiene (speziell in Kriegs- und Krisensituationen) besonders ausbreiten. Ausbrüche in Gemeinschaftseinrichtungen, wie Alten- und Pflegeheime, sind erfahrungsgemäß leicht möglich. Eine gewisse Periodizität des Auftretens ist von biologischen bzw. Umweltfaktoren abhängig.

Die Empfänglichkeit ist allgemein, individuelle Unterschiede bestehen. Zur Übertragung der Parasiten genügt ein längerer Hautkontakt, eine Übertragung über die Bettwäsche oder Kleidungsstücke ist bei unmittelbar folgender Nutzung leicht möglich. – Ansteckungsgefahr besteht bis zum Abschluss der Behandlung.

Präventionshinweise/empfohlene Maßnahmen

Information und Aufklärung! Körperpflege, hygienisch einwandfreie Lebensbedingungen, Expositionsprophylaxe. – Bei festgestelltem Befall spezifische antiparasitäre Therapie, wiederholte Behandlung im Abstand von einer Woche empfehlenswert! Mitbehandlung der Sexualpartner und weiterer Personen mit engem persönlichem Kontakt. Nachuntersuchung, ggf. wiederholte Behandlung.

Wäschewechsel, Kleidung und Bettwäsche dekontaminieren (z.B. Waschmaschine im heißen Waschgang, Heißluft, jeweils >60°C), eine viertägige gesonderte Aufbewahrung bewirkt ebenfalls das Absterben der Parasiten.

Bei festgestellter Scabies ist das Ermitteln der Infektionsquelle wichtig. Personen, bei denen Scabies festgestellt wurde und die eine Gemeinschaftseinrichtung besuchen oder sich in einer solchen aufhalten, sind bis zum Abschluss der Behandlung aus der Einrichtung abzusondern bzw. innerhalb der Einrichtung zu isolieren. Für die betroffene Gemeinschaft sollten einheitliche Maßnahmen festgelegt und konsequent durchgeführt werden, Frühdiagnose und Frühbehandlung sind wesentlich. Bei Bedarf empfiehlt sich das Hinzuziehen eines Arztes mit besonderer Erfahrung auf diesem Gebiet. Nachkontrolle.

Syphilis

Synonyme

Lues, Morbus Schaudinn, harter Schanker; engl.: syphilis.

Erreger

Treponema pallidum.
Inkubationszeit: Primäraffekt in der Regel nach 3 Wochen (10 Tage
bis zu 3 Monaten), sekundäre Manifestationen entstehen im Zeitraum
von einigen Wochen bis zu einem Jahr.

Epidemiologie

Diese spezifisch behandelbare, bakterielle Infektion, die durch einen
Primäraffekt an der Eintrittsstelle der Erreger am Genitale und – unbehandelt – eine sich entwickelnde und in 3 Stadien chronisch verlaufende Allgemeininfektion charakterisiert ist, gehört zu den klassischen
sog. Geschlechtskrankheiten und besitzt im Weltmaßstab nach wie
vor eine große Bedeutung. Wegen der ernsten Spätfolgen gehört die
Syphilis zu den gefährlichen STD. Die jährliche Inzidenz wird weltweit
auf etwa 12 Mio. Erkrankungsfälle geschätzt. Hauptsächlich betroffen
ist die Bevölkerung in Entwicklungsländern (dort v. a. junge Erwachsene im Alter von 20–35 Jahren) sowie Bewohner großstädtischer Bal-
lungsräume. – In Deutschland ist gegenwärtig mit 6000–8000 Erkrankungen pro Jahr zu rechnen, es gibt Hinweise darauf, dass nur etwa
jede 6. Erkrankung nach dem GBGK gemeldet wurde. Zwei Drittel der
Erkrankten sind Männer. In STD-Ambulanzen repräsentiert die Syphilis z. Z. etwa 7–10% aller diagnostizierten STD bzw. 1% aller Konsulta-
tionen.

Die Empfänglichkeit ist allgemein, allerdings infiziert sich nur ein
Drittel der Exponierten. Die Übertragung erfolgt bei Erwachsenen fast
ausschließlich durch sexuelle Kontakte oder enge direkte Berührung
(ausnahmsweise indirekt über kontaminierte Gebrauchsgegenstände).
Die Infektiosität ist im Verlauf der Infektion unterschiedlich. Eine
sexuelle Übertragung findet nur statt, wenn manifeste syphilitische

Läsionen vorhanden sind (Stadien I und II, sowie Rezidive im Stadium der Latenz). Eine hohe Infektiosität beteht während der ersten Monate nach der Infektion, unbehandelt kann eine Ansteckungsfähigkeit auch über einige Jahre fortbestehen. Offene Läsionen sind besonders infektiös, allerdings darf auch die Bedeutung oligosymptomatischer Verlaufsformen oder nicht entdeckter Primäraffekte für die Weiterverbreitung nicht unterschätzt werden. Unbehandelt entwickelt sich eine Immunität, dies unterbleibt bei frühzeitiger Antibiotikatherapie. – Primäraffekte der Syphilis begünstigen wie andere genitale Ulzera als Kofaktor das Zustandekommen von HIV-Infektionen.

Präventionshinweise/empfohlene Maßnahmen

Information und Aufklärung! Expositionsprophylaxe! Frühdiagnose und Frühbehandlung sind wichtig. Die Wirksamkeit der Therapie ist durch eine Reihe serologischer Untersuchungen zu bestätigen. Bei Feststellen einer primären Syphilis Befragen/Beraten/Untersuchen der Sexualpartner. Gleichzeitiges Mitbehandeln der Partner auch bei Seronegativität erwägenswert. Im Falle einer sekundären Symphilis sollte man versuchen, Sexualpartner in den letzten 6 Monaten (bei einer frühlatenten Syphilis im letzten Jahr) zu erfassen und zu untersuchen. Sexuelle Enthaltsamkeit bis zur abgeschlossenen Behandlung und zum Abheilen aller Läsionen. – An mögliche Koinfektionen mit anderen STD-Erregern, speziell dem HIV, ist zu denken (ein wiederholter HIV-Test wird empfohlen). – Im Rahmen der Prävention ist das *Screening* der Schwangeren und der Blutspender wichtig, Angehörigen besonders infektionsgefährdeter Gruppen (Prostituierte, Personen mit häufig wechselnden Sexualpartnern u.a.) sollte periodisch eine serologische Untersuchung angeboten werden.

Meldevorschrift

Gemäß Infektionsschutzgesetz (IfSG) ist der direkte oder indirekte Nachweis von Treponema pallidum durch den diagnostizierenden Arzt nichtnamentlich, aber mit Begleitangaben zu melden (Adressat: Robert-Koch-Institut, RKI, Berlin). Die bisherige gesetzliche Meldepflicht gemäß GBGK entfällt.

Trichomoniasis (Trichomonadeninfektion)

Erreger

Trichomonas vaginalis/urogenitalis.
Inkubationszeit: 4–20, im Mittel 7 Tage.

Epidemiologie

Diese durch urogenitale Entzündungserscheinungen charakterisierte, spezifisch behandelbare Protozoonose ist weltweit stark verbreitet und gehört zu den häufisten STD. Die WHO schätzt die Erkrankungshäufigkeit auf 170 Mio. Fälle im Jahr.

Bei allgemeiner Empfänglichkeit ist die Rate der klinischen Manifestationen bei Frauen höher. Die Übertragung erfolgt überwiegend durch sexuelle Kontakte. Eine indirekte Übertragung (über kontaminierte Gegenstände, wie Handtücher oder Toilettensitze oder in Schwimmbädern) ist möglich, aber wegen einer nur geringen Umweltresistenz eher selten.

Präventionshinweise/empfohlene Maßnahmen

Information und Aufklärung! Expositionsprophylaxe! Gleichzeitige Partnerbehandlung. Sexuelle Enthaltsamkeit oder geschützte sexuelle Kontakte bis zum Abschluss der Behandlung. Eine Kontrolle der Therapie ist nicht erforderlich.

Ulcus molle (Weicher Schanker; engl. „chancroid")

Erreger

Hämophilus ducreyi.
Inkubationszeit: 3–5 Tage (bis zu 14 Tagen).

Epidemiologie

Die durch schmerzhafte, nekrotisierende Ulzera in der Genitalregion charakterisierte, spezifisch behandelbare Bakteriose ist in tropischen und subtropischen Regionen besonders verbreitet, dort ist sie z. T. so häufig wie die Gonorrhö. Sie wird besonders häufig bei Männern beobachtet. In Deutschland ist die Krankheit gegenwärtig sehr selten, dabei handelt es sich meist um importierte Fälle, in deren Umfeld kleiner Ausbrüche möglich sind.

Die Empfänglichkeit ist allgemein. Die Infektiosität ist vergleichsweise hoch. Eine Übertragung erfolgt fast nur durch sexuelle Kontakte beim Vorhandensein offener Läsionen.

Die Ansteckungsfähigkeit besteht bei unbehandelten Fällen einige Wochen bis Monate, unter spezifischer Therapie erlischt sie im Laufe von 2 Wochen. Neben manifest Erkrankten können auch infizierte Frauen ohne sichtbare Krankheitszeichen als zeitweilige Keimträgerinnen weitere Infektionen auslösen. Extragenitale Manifestationen sind in seltenen Fällen möglich. Ulcus molle begünstigt wie andere genitale Ulzera als Kofaktor das Zustandekommen von HIV-Infektionen.

Präventionshinweise/empfohlene Maßnahmen

Information und Aufklärung! Expositionsprophylaxe! Bei Feststellen eines Ulcus molle Ermitteln und Untersuchen der Sexualpartner. Gleichzeitiges Mitbehandeln dieser Partner auch bei Erscheinungsfreiheit erwägenswert. Sexuelle Enthaltsamkeit bis zum Abschluss der Behandlung und zum Abheilen aller Läsionen. – Koinfektionen mit anderen STD-Erregern (z. B. Treponema pallidum, HSV, HIV) sind relativ häufig und sollten differentialdiagnostisch mit berücksichtigt werden.

Meldevorschrift

Die bisherige gesetzliche Meldepflicht gemäß GBGK entfällt. Keine Meldepflicht nach dem Infektionsschutzgesetz (IfSG).

KAPITEL 23

Ferntourismus und sexuell übertragbare Krankheiten

A. Eichmann

Fakten

5% aller Fernreisenden haben unterwegs flüchtige sexuelle Kontakte. 60% dieser Risikogruppe benützen dabei Kondome nicht regelmäßig (Hättrich et al. 1993).

Epidemiologie

Die Inzidenz der STD in den tropischen Ferienländern unterscheidet sich von der in den westlichen Industrieländern. Gonorrhö ist in den Entwicklungsländern die häufigste sexuell übertragbare Krankheit, Ulcus molle um ein Mehrfaches häufiger als Syphilis.

Anamnese

Reise- und Sexualanamnese müssen erhoben werden. In welchem Land hat mit wem, wann, welche Art von Sexualkontakt stattgefunden? Vorbehandlung Vorort?

Abklärung klinischer Leitsymptome

- Urethraler/vaginaler Ausfluss:
- Vorrangig muss auf Gonorrhö und Trichmonaden untersucht werden.
- Anogenitales Ulkus

- Inkubationszeit eruieren: kurze Inkubationszeit (Tage): Untersuchung auf Ulcus molle;
- lange Inkubationszeit (10–30 Tage). Untersuchung auf Syphilis;
- sehr lange Inkubationszeit (über 40 Tage): Untersuchung auf Donovanose und Lymphogranuloma venereum

Basisuntersuchung nach Tropenreisen
(bei Verdacht auf STD oder fehlender Symptomatik)

- Sexualanamnese,
- Untersuchung von Haut, Schleimhäuten und Lymphstationen,
- N. gonorrhoeae (Kultur), C. trachomatis (PCR),
- Syphilisserologie (2×!, Abstand mind. 3 Wochen)
- HIV-Serologie (2×!, Abstand mind. 3 Monate)

Prophylaxe

Eine „flächendeckende" antibiotische Prophylaxe gibt es nicht. Es bleibt bei der Anwendung von Qualitätskondomen und dem Vermeiden von Sexualpraktiken, bei denen Blut, Sperma oder Schleimhautkontakte direkt und ungeschützt im Spiel sind.

Literatur

Hättich A et al (1993) Conference international travel medicin. Abstract 301

KAPITEL 24

Gesetzliche Regelungen, Meldepflicht und öffentliches Gesundheitswesen

D. Petzoldt

Das Infektionsschutzgesetz als Nachfolger des Bundesseuchengesetzes und des Gesetzes zur Bekämpfung der Geschlechtskrankheiten beinhaltet die gesetzlichen Regelungen der Meldepflicht, der Aufgaben des öffentlichen Gesundheitswesens und des Umgangs mit Krankheitserregern auf dem Gebiete der sexuell übertragbaren Krankheiten.

Meldepflicht

Nach § 7 (3) ist der direkte oder indirekte Nachweis folgender Erreger sexuell übertragbarer Krankheiten nichtnamentlich zu melden:
1. Treponema pallidum
2. HIV

Zur Meldung verpflichtet sind nach § 8 (1) die Leiter von Medizinaluntersuchungsämtern und sonstigen privaten oder öffentlichen Untersuchungsstellen einschließlich der Krankenhauslaboratorien.

Die nichtnamentliche Meldung muss folgende Angaben enthalten (§ 10):

Ge-schlecht	Monat/Jahr der Geburt	Erste 3 Ziffern der Postleitzahl der Hauptwohnung	Untersuchungsbefund	Monat/Jahr der Diagnose	Art des Untersuchungsmaterials	Nachweismethode	Wahrscheinlicher Infektionsweg; wahrscheinliches Infektionsrisiko	Land, in dem die Infektion wahrscheinlich erworben wurde	Name, Anschrift und Telefon des Meldenden

Im Falle des Nachweises von HIV ist eine fallbezogene Verschlüsselung durchzuführen. Diese besteht aus dem dritten Buchstaben des ersten Vornamens in Verbindung mit der Anzahl der Buchstaben des ersten Vornamens sowie dem dritten Buchstaben des ersten Nachnamens in Verbindung mit der Anzahl der Buchstaben des 1. Nachnamens.

Die nichtnamentliche Meldung muss innerhalb von 2 Wochen an das Robert-Koch-Institut erfolgen. Es ist ein vom Robert-Koch-Institut erstelltes Formblatt oder ein geeigneter Datenträger zu verwenden.

Der einsendende Arzt hat den Meldepflichtigen zu unterstützen.

Sentinel-Erhebungen

Nach § 13 kann das Robert-Koch-Institut in Zusammenarbeit mit ausgewählten Einrichtungen der Gesundheitsvorsorge oder -versorgung Erhebungen durchführen zur Ermittlung:

1. der Verbreitung übertragbarer Krankheiten, wenn diese Krankheiten von großer gesundheitlicher Bedeutung für das Gemeinwohl sind und die Krankheiten wegen ihrer Häufigkeit oder aus anderen Gründen über Einzelfallmeldungen nicht erfasst werden können;
2. des Anteils der Personen, der gegen bestimmte Erreger nicht immun ist, sofern dies notwendig ist, um die Gefährdung der Bevölkerung durch diese Krankheitserreger zu bestimmen.

Die Erhebungen können auch über anonyme und verknüpfbare Testungen an Restblutproben oder anderen geeigneten Materialien erfolgen. Bei den Erhebungen dürfen keine Daten erhoben werden, die eine Identifizierung der in die Untersuchung einbezogenen Personen erlauben.

Die an einer Sentinel-Erhebung freiwillig teilnehmenden Ärzte, die verantwortlichen ärztlichen Leiter von Krankenhäusern oder anderen medizinischen Einrichtungen einschließlich der Untersuchungsstelle berichten dem Robert-Koch-Institut auf einem von diesem erstellten Formblatt oder anderem geeigneten Datenträger über die Beobachtungen und die Befunde und übermitteln gleichzeitig die für die Auswertung notwendigen Angaben zur Gesamtzahl und zur statistischen Zusammensetzung der im gleichen Zeitraum betreuten Personen.

Bei Sentinel-Erhebungen sind die jeweils zuständigen Landesbehörden zu beteiligen.

Das Bundesministerium für Gesundheit legt im Benehmen mit den jeweils zuständigen Obersten Landesgesundheitsbehörden fest, welche Krankheiten und Krankheitserreger durch Erhebungen nach § 13 überwacht werden. Die Obersten Landesgesundheitsbehörden können zusätzliche Sentinel-Erhebungen durchführen (§ 14).

Aufgaben der Gesundheitsämter

Die Gesundheitsämter bieten bezüglich sexuell übertragbarer Krankheiten Beratung und Untersuchung an und stellen diese in Zusammenarbeit mit anderen medizinischen Einrichtungen sicher. Diese sollen für Personen, deren Lebensumstände eine erhöhte Ansteckungsgefahr für sich oder andere mit sich bringen, auch aufsuchend angeboten werden und können im Einzelfall die ambulante Behandlung durch einen Arzt des Gesundheitsamtes umfassen, soweit dies zur Verhinderung der Weiterverbreitung der sexuell übertragbaren Krankheiten erforderlich ist. Die Angebote können anonym in Anspruch genommen werden, soweit hierdurch die Geltendmachung von Kostenerstattungsansprüchen nicht gefährdet wird (§ 19).

In der offiziellen Begründung des Gesetzestextes wird ausgeführt, dass die Regelungsinhalte des ehemaligen Gesetzes zur Bekämpfung der Geschlechtskrankheiten auf alle sexuell übertragbaren Krankheiten ausgedehnt werden. Aufklärung und Beratung der Allgemeinheit sowie die Bereitstellung von Hilfsangeboten wird zum zentralen Anliegen in der Infektionsprävention erhoben. Weiter wird ausgeführt, „dass die generelle Ausübung von Zwang, namentlicher Erfassung und polizeilicher Kontrolle dazu führen kann, dass Personen mit Geschlechtskrankheiten ärztliche Kontakte (und damit eine Behandlungsmöglichkeit) meiden. Dies zeigen zahllose medizinische und sozialwissenschaftliche Untersuchungen. Dies betrifft insbesondere bestimmte soziale Gruppen, die aus verschiedenen Gründen die klassischen Versorgungseinrichtungen meiden. Gerade diese Gruppen können jedoch durch sexuell übertragbare Krankheiten besonders gefährdet sein und können diese – wenn nicht unverzüglich fachgerecht beraten und behandelt wird – auch entsprechend weitergeben. Dabei darf das Untersuchungsangebot auch im Zusammenwirken des Gesundheitsamtes mit anderen medizinischen Einrichtungen sichergestellt werden ... Das hinter dem Angebot von Beratung und Untersuchung stehende Ziel, sexuell übertragbare Krankheiten ... bei anders nicht zu erreichenden Personengruppen zu erkennen und dritte vor Ansteckung zu schützen, kann durch die Möglichkeit der aufsuchenden Arbeit und einer sofortigen medikamentösen Therapie – sofern möglich – seitens des Gesundheitsamtes besser erreicht werden. Es wird allerdings auf die Einzelfälle beschränkt, in denen die Personen das bestehende ärztliche Versorgungsangebot nicht wahrnehmen und deshalb die Gefahr der Weiterverbreitung der sexuell übertragbaren Krankheit ... besteht. Im Hinblick auf die besondere Sensibilität soll das Angebot bei sexuell übertragbaren Krankheiten anonym in Anspruch genommen werden können".

Behandlungsbefugnis, Erlaubnis des Umgangs mit Krankheitserregern zu diagnostischen Zwecken

Nach § 24 ist es nur Ärzten gestattet, im Rahmen der berufsmäßigen Ausübung der Heilkunde sexuell übertragbare Krankheiten zu behandeln.

Wer mit Krankheitserregern arbeiten will, bedarf einer Erlaubnis der zuständigen Behörde (§ 44). Ausgenommen sind Personen, die zur selbständigen Ausübung des Berufes als Arzt, Zahnarzt oder Tierarzt berechtigt sind, für mikrobiologische Untersuchungen zur orientierenden medizinischen und veterinärmedizinischen Diagnostik mittels solcher kultureller Verfahren, die auf eine primäre Anzucht und nachfolgende Subkultur zum Zwecke der Resistenzbestimmung beschränkt sind, soweit die Untersuchungen für die unmittelbare Behandlung der eigenen Patienten für die eigene Praxis durchgeführt werden (§ 45).

Kommentierend heißt es in der offiziellen Begründung zum Gesetzestext: „Arbeiten, die keine oder nur eine begrenzte, für die orientierende Diagnostik aber notwendige Vermehrung von nicht meldepflichtigen Krankheitserregern in der eigenen Praxis erfordern, sind erlaubnisfrei. So kann die primäre Anzucht ohne weitere nachfolgende Vermehrung durchaus, unter Verwendung von Schnelltestmethoden ... zu einer endgültigen Keimidentifizierung führen. Die erlaubte Subkultur zur Resistenzbestimmung dient der erforderlichen schnellen und effizienten Therapieeinleitung. Entscheidend für die Formulierung der Vorschrift ist die Absicht des Gesetzgebers, dem niedergelassenen Arzt, Zahnarzt oder Tierarzt bestimmte Arbeiten in der eigenen Praxis erlaubnisfrei zu ermöglichen, um schnelle Diagnosen und Therapien sowie kostengünstige Verfahren nicht zu behindern.

Grundsätzlich erlaubnispflichtig sind jedoch alle Tätigkeiten, die auf den spezifischen Nachweis von meldepflichtigen Krankheitserregern gerichtet sind. Auf dem Gebiete der sexuell übertragbaren Krankheiten sind somit alle Arbeiten mit dem HI-Virus oder Treponema pallidum erlaubnispflichtig.

KAPITEL 25

Präparateverzeichnis (Auswahl)

Vollständige Aufzählung s. *Rote Liste*,
Kap. „Verzeichnis chemischer Kurzbezeichnungen von Wirkstoffen".

Arzneistoffe (*kursiv*) + Präparate	Hersteller
Abacavir	
Ziagen	(Glaxo Wellcome)
Aciclovir	
Zovirax	(Glaxo Wellcome)
Acivir 250 Trockensubstanz	(Curasan)
Supraviran 250 i.V.	
Trockensubstanz	(Grünenthal)
Allethrin	
Jacutin N Spray	(Hermal)
Spregal Lösung	(Wolff)
Amoxicillin	
Amagesan Solutab	(Pb-Pharma)
AMC-PUREN Tabl.	(Isis-Puren)
Clamoxyl Tabl.	(SmithKline Beecham Pharma)
Flui-Amoxicillin Tabl.	(Zambon)
Infectomox 1000 Tabs	(Infectopharm)
Jephoxin 1000 Filmtabl.	(Jenapharm)
Sigamopen Tri-Tabs	(DUMEX)
Amphotericin B	
Ampho-Moronal	(Bristol-Myers Squibb)
Ampicillin	
Binotal	(Grünenthal)
Amprenavir	
Agenerase	(Glaxo Wellcome)

Arzneistoffe (*kursiv*) + Präparate	Hersteller
Azitrhomycin	
Ultreon	(Pfizer)
Zithromax	(Mack)
Benzathin-Penicillin G	
Tardocillin 1200	(Bayer Vital)
Benzylbenzoat	
Acarosan	(Allergopharma)
Antiscabiosum	(Strahtmann)
Bifonazol	
Bifomyk	(Hexal)
Bifon	(Dermapharm)
Mycospor	(Bayer Vital)
Cefixim	
Cephoral	(Merck KGaA)
Suprax	(Klinge)
Cefotaxim	
Claforan	(Aventis Pharma)
Cefoxitin	
Mefoxitin	(MSD)
Ceftriaxon	
Rocephin	(Roche)
Ciclopirox	
Batrafen	(Aventis Pharma)
Cidofovir	
Vistide Infusionslösungskonz.	(Pharmacia & Upjohn)
Ciprofloxacin	
Ciprobay	(Bayer Vital)
Clemizol-Penicillin G	
Clemizol-Penicillin i.m. Trockensubstanz zur Injektion	(Grünenthal)
Clindamycin	
Clinda-Wolff	(Wolff)
Sobelin	(Pharmacia & Upjohn)
Turimycin	(Jenapharm)

Arzneistoffe (*kursiv*) + Präparate	Hersteller
Clotrimazol	
Antifungol	(Hexal)
Canesten	(Bayer Vital)
Canifug	(Wolff)
cutistad	(Stada)
durafungol	(Merck dura)
Fungizid-ratiopharm	ratiopharm
Jenamazol	(Jenapharm)
KadeFungin	(Kade)
Lokalicid	(Dermapharm)
Mycofug	(Hermal)
MykoCordes	(Ichthyol)
Mykofungin	(RIEMSER)
Mykohaug	(betapharm)
OvisNeu	(Warner-Lambert)
Pedisafe	(BASF Generics)
Uromykol	(Hoyer-Madaus)
Crotamiton	
Crotamitex	(gepepharm)
Delaviridin	
Rescriptor	(Agouron)
Didanosin	
Videx	(Bristol-Myers Squibb)
Doxycyclin	
Azudoxat	(Azupharma)
Bactidox	(TAD-Pharma)
Doxy-Wolff 100/-200	(Wolff)
Jenacyclin	(Jenapharm)
Mespafin	(Merckle)
Sigadoxin Tabs	(DUMEX)
Supracyclin	(Grünenthal)
Vibramycin N	(Pfizer)
Vibravenös	(Pfizer)
Econazol	
Epi-Pevaryl	(Janssen-Cilag)
Gyno-Pevaryl	(Janssen-Cilag)

Arzneistoffe (*kursiv*) + Präparate	Hersteller
Efavirenz	
Sustiva	(DuPont Pharma)
Stocrin	(DuPont Pharma)
Erythromycin	
duraerythromycin	(Merck dura)
Ery-Diolan	(Engelhard/BRAHMS)
Eryhexal	(Hexa)l
Erythrocin	(Abbott)
Erytherogenat	(Azupharma)
Infectomycin	(Infectopharm)
Monomycin	(Grünenthal)
Paediathrocin	(Abbott)
Semibiocin	(Orion Pharma)
Famciclovir	
Famvir	(SmithKline Beecham)
Fluconazol	
Diflucan	(Pfizer)
Fungata	(Mack)
Foscarnet	
Foscavir	(Astra)
Gentamicin	
duragentamicin	(Merck dura)
Refobacin	(Merck)
Hexachlorcyclohexan	
Delitex Haarwäsche	(Infectopharm)
Jacutin emulsion	(Hermal)
Quellada Haarshampoo	(Block Drug Company)
Imiquimod	
Aldara	(3 M Medical)
Indinavir	
Crixivan	(Sharf & Dohme)
Interferon alfa 2a	
Roferon	(Hoffmann-La Roche)
Interferon alfa 2b	
Intron A	(Essex Pharma)

Arzneistoffe (*kursiv*) + Präparate	Hersteller
Interferon beta	
Fiblaferon	(biosyn)
Interferon gamma	
Imukin	(Boehringer Ingelheim)
Isoconazol	
Travogen	(Schering/Ache)
Ivermectin	
Ivomec	(Merial)
Ketoconazol	
Nizoral	(Janssen-Cilag)
Terzolin	(Janssen-Cilag)
Lamivudin	
Epivir	(Glaxo Wellcome)
Lamivudin/Zidovudin	
Combivir	(Glaxo Wellcome)
Levofloxacin	
Tavanic	(Aventis Pharma)
Lindan	
Delitex Haarwäsche	(Infectopharm)
Jacutin emulsion	(Hermal)
Quellada Haarshampoo	(Block Drug Company)
Malathion	
Organoderm	(Mundipharma)
Mesulfen	
Citemul S	(Medopharm)
Methylprednisolon	
Decortilen	(Merck KGaA)
Urbason	(Aventis Pharma)
Metronidazol	
Arilin	(Wolff)
Clont	(Bayer Vital)
Flagyl	(Rhone-Poulenc Rorer)
Fossyol	(Merckle)
Metronid-Puren	(Isis Puren)
Metronimerck	(Merck dura)
Metronur	(Nourypharma)

Arzneistoffe (*kursiv*) + Präparate	Hersteller
Metront	(Hexal)
Vagimed	(Apogepha)
Miconazol	
Amykon	(Engelhard)
Daktar	(Janssen-Cilag)
Derma-Mykotral	(Rosen Pharma)
Fungur	(Hexal)
Infectosoor	(Infectopharm)
Micotar	(Dermapharm)
Mykoderm	(Engelhard))
Mykotin	(Ardeypharm)
Naftifin	
Exoderil	(Rentschler)
Natamycin	
Deronga	(Galderma)
Pimafucin	(Galderma)
Nelfinavir	
Viracept	(Viracept)
Nevirapin	
Viramune	(Boehringer Ingelheim)
Nystatin	
Adiclair	(Ardeypharm)
Biofanal	(Pfleger)
Candio-Hermal	(Hermal)
Cordes Nystatin	(Ichthyol)
Lederlind	(Lederle)
Moronal	(Bristol-Myers Squibb)
Mykundex	(Myocur)
Nystaderm	(Dermapharm)
Ofloxacin	
Tarivid	(Aventis Pharma)
Oxiconazol	
Myfungar	(RIEMSER)
Oceral GB	(Yamanouchi)

Arzneistoffe (*kursiv*) + Präparate	Hersteller
Pencillin G (Benzyl Penicillin)	
Penicillin G JENAPHARM	(Jenapharm)
Pencillin „Grünenthal"	(Grünenthal)
Penicillin-Heyl	(Heyl)
Permethrin	
Delixi Liquidum	(Infectopharm)
Infectopedicullösung	(Infectopharm)
Permethrin - 25% Rezeptur	
(Infectophram) Konzentrat	
Podophyllotoxin	
Condylox	(Wolff)
Wartec	(Stiefe)
Prednisolon	
Decaprednil	(Orion Pharma)
Decortin H	(Merck)
Duraprednisolon	(GALENpharma)
duraprednisolon	(Merck dura)
hefasolon i.v. Lösung	(Hefa Pharma)
Predni H	(Lichtenstein)
Prednisolut	(Jenapharm)
Solu-Decortin H	(Merck)
Pyrethrine	
Goldgeist forte Flüssigkeit	(Gerlach)
Ritonavir	
Norvir	(Abbott)
Roxithromycin	
Roxigrün	(Grünenthal)
Rulid	(Aventis Pharma)
Saquinavir	
Invirase	(Roche)
Fortovase	(Roche)
Spectinomycin	
Stanilo	(Pharmacia & Upjohn)
Stavudin	
Zerit	(Bristol Myers Squibb)

Arzneistoffe (*kursiv*) + Präparate	Hersteller
Streptomycin	
Strepto-Fatol	(Fatol)
Strepto-Hefa	(Hefa Pharma)
Streptomycin „Grünenthal"	(Grünenthal)
Terbinafin	
Lamisil	(Novartis Pharma)
Tetracyclin	
Achromycin	(Lederle)
Supramycin	(Grünenthal)
Tefilin	(Hermal)
Tetralution	(Merckle)
Tinidazol	
Simplotan	(Pfizer/Pierre Fabre Pharma
Tioconazol	
Mykontral	(LAW)
Tobramycin	
Brulamycin	(medphano)
Gernebcin	(Lilly)
Tolnaftat	
Tinatox	(RIEMSER)
Trimethoprim-Sulfamethoxazol	
Bactoreduct	(Azupharma)
Berlocid	(Berlin Chemie)
Cotrim-BASF	(BASF Generics)
Cotrim-Diolan	(Engelhard/BRAHMS)
Cotrimhexal	(Hexal)
Cotrimox-Wolff	(Wolff)
Cotrim E-ratiopharm	(ratiopharm)
Cotrim forte Heumann	(Heumann)
Cotrim-Hefa	(Hefa Pharma)
Cotrimstada	(Stada)
Drylin	(Merckle)
Eusaprim	(Glaxo Wellcome)
Kepinol	(Pfleger)
Microtrim	(Rosen Pharma)

Arzneistoffe (*kursiv*) + Präparate	Hersteller
Sigaprim	(Dumex)
Supracombin	(Grünenthal)
TMS	(TAD Pharma)
Valaciclovir	
Valtrex	(Glaxo Wellcome)
Zalcitabin	
Hivid	(Roche)
Zidovudin	
Retrovir	(Glaxo Wellcome)